AF474819

LA

MÉTALLOTHÉRAPIE

A VICHY

CONTRE

LE DIABÈTE ET LA CACHEXIE ALCALINE

ASSOCIATION DES MÉTAUX A LA MÉDICATION ALCALINE
POUR EN AUGMENTER ET CORRIGER LES EFFETS

PAR

Le Dr V. BURQ

PARIS
ADRIEN DELAHAYE et E. LECROSNIER, ÉDITEURS
PLACE DE L'ÉCOLE-DE-MÉDECINE

1881

POUR PARAITRE PROCHAINEMENT

DU MÊME AUTEUR

LE BURQUISME

(MÉTALLOSCOPIE ET MÉTALLOTHÉRAPIE)

Ses origines, ses doctrines et ses procédés ;
Les communications, discussions, interprétations
et rapports auxquels il a donné lieu
devant la Société de biologie ;
Les leçons et thèses dont il a fait l'objet ;
Ses succès en France et à l'Étranger ;
Les recherches nouvelles qui en sont nées sur l'Esthésiogénie
Ses applications à Vichy (*en* 1870-71-72)
contre le diabète et la cachexie alcaline, etc., etc.,

DEPUIS L'ANNÉE 1848.

Chez A. DELAHAYE et E. LECROSNIER, éditeurs, Paris.

Cet ouvrage, que les circonstances ont obligé le Dr Burq d'interrompre à différentes reprises, est à moitié composé. Il formera un volume compact in-8 de 500 à 600 pages. Comme il n'a été tiré qu'à un nombre d'exemplaires insuffisant, nous ne saurions trop engager ceux que le sujet intéresse à s'inscrire d'avance. (*Note des Éditeurs.*)

LA

MÉTALLOTHÉRAPIE

A VICHY

CONTRE

LE DIABÈTE ET LA CACHEXIE ALCALINE

ASSOCIATION DES MÉTAUX A LA MÉDICATION ALCALINE
POUR EN AUGMENTER ET CORRIGER LES EFFETS

PAR

Le Dr V. BURQ

PARIS
ADRIEN DELAHAYE et E. LECROSNIER, ÉDITEURS
PLACE DE L'ÉCOLE-DE-MÉDECINE

1881

AVANT-PROPOS.

Un mot d'abord pour dire comment nous fûmes amené à nous occuper du TRAITEMENT DU DIABÈTE PAR LES MÉTAUX, sur le terrain même qui s'y prête le mieux, et par suite de quelles tristes circonstances nous dûmes interrompre tout à coup l'application nouvelle que nous étions venu faire à Vichy de la métallothérapie, alors qu'elle commençait à porter les meilleurs fruits.

En avril 1871, sous la Commune, à la suite de différentes scènes de désordre dont nous avions été témoin et un peu la victime, nous fûmes frappé tout à coup d'accidents cérébraux de l'apparence la plus grave. Nous pûmes y survivre cependant, mais au prix de troubles dans la locomotion qui ne nous permettaient point de songer à reprendre de sitôt la vie professionnelle que, durant vingt années, nous avions menée très activement. Nous prîmes alors le parti de quitter Paris et de nous réfugier à Vichy. Y essayer, en attendant mieux, d'une vie plus calme et plus facile, et veiller sur les précieux jours d'un vieillard diabétique dont nous aurons à parler tout d'abord, c'eût été assez déjà pour nous faire diriger nos pas de convalescent vers cette station thermale de préférence, mais ce n'était point là les seuls motifs de notre détermination.

Nous connaissions Vichy. Nous l'avions visité autrefois sous Petit, et nous venions d'être obligé d'y passer les six longs mois qu'avait duré le siège de Paris. Or, pendant ce temps, mainte occasion s'était offerte à nous d'y faire des observations diverses. Plus d'une fois nous avions eu notamment à réfléchir sur la banalité de la pratique thermale *courante*, banalité telle, il faut bien le dire, que, parmi les nombreux malades qui fréquentent Vichy, beaucoup en arrivent à se traiter seuls, pour peu que l'économie du médecin cadre avec leurs goûts parcimonieux ou l'exiguité de leurs ressources, et qu'il est loin même d'être rare d'y voir les habitués se charger de diriger les nouveaux venus vers les sources réglementaires. Mais un fait surtout nous y avait frappé. Nous avions vu un diabétique, terrassé d'abord par les eaux presque exclusivement alcalines de la Grande-Grille et de l'Hôpital, relevé ensuite et grandement amélioré par celles ferrugineuses du puits Lardy ; et, ayant soumis le malade à l'examen métalloscopique, nous avions reconnu qu'il était précisément sensible au fer. C'en était assez pour déjà nous faire nous demander :

1° Si c'était bien à leur alcalinité seule que les eaux de Vichy, comme celles de Vals, de Pougues, etc., devaient toujours leurs propriétés incontestables, et si dans nombre de cas il n'y avait point lieu d'en attribuer une bonne part à d'autres éléments, aux métaux surtout, contenus aussi dans différentes sources.

2° Si la cachexie dite *alcaline* n'était point une réalité, quoi qu'en eussent dit certains auteurs qui s'étaient obstinés et s'obstinent encore à la nier, comme s'ils avaient personnellement quelque chose à perdre à la reconnaître, et si ce n'était point précisément à ces agents (les métaux) si héroïques pour relever les forces vitales et les maintenir en bon état, qu'il fallait chercher la cause de la préservation à Vichy de *certains malades*, — on verra lesquels à la suite —, par rapport aux accidents cachectiques divers si bien décrits par Durand (de Lunel), qui devait s'y connaître, sous cet euphémisme : INCIDENTS DE LA MÉDICATION ALCALINE.

3° Si, par conséquent, il n'y aurait point opportunité

d'associer à cette médication une métallothérapie rationnelle, à titre tout à la fois d'adjuvant et de correctif, en lieu et place de cette métallothérapie toute de hasard que font inconsciemment les médecins d'eaux thermales qui dirigent, à vue de nez, leurs malades vers les sources qui contiennent fer, arsenic, cuivre, etc., et sont vantées en conséquence.

Tenter, d'une part, de faire ce que nous avions déjà fait pour l'administration interne des métaux, c'est-à-dire d'adapter le traitement par telle ou telle autre source à la sensibilité thérapeutique individuelle ou à l'idiosyncrasie, et non plus seulement à la maladie, lorsque cette source contenait un métal à dose suffisante pour ajouter ses propres effets à ceux de ses autres éléments constitutifs, et, d'autre part, de fortifier ou corriger les sources, qui en avaient besoin, par l'adjonction du métal qui leur manquait pour qu'elles fussent concordantes avec cette idiosyncrasie; et voir, chemin faisant, si dans certains cas de diabète la métallothérapie, toute seule, ne pourrait point avoir une certaine efficacité tel était donc aussi le but de notre venue à Vichy.

Nous nous mîmes à l'œuvre, dans la mesure des forces qui nous étaient restées, sans tarder, comme si nous pressentions déjà que le temps nous manquerait bientôt pour réaliser nos nouvelles visées.

Les sujets d'expérience nous faisant défaut, nous fûmes en demander à notre cher et savant confrère le Dr Barudel, qui avait succédé à Durand (de Lunel) comme médecin en chef de l'hôpital militaire.

Nous ouvrîmes gracieusement notre cabinet à des malades de bonne volonté. Un honorable confrère notre voisin, le Dr Gaudin, avait particulièrement fait usage des eaux alcalines ferrugineuses du puits Lardy : nous fîmes à ses souvenirs un appel qui fut entendu.

De son côté, Durand (de Lunel) voulut bien aussi nous confirmer de vive voix ce qu'il avait déjà écrit, après Trousseau et tant d'autres, sur les effets débilitants des eaux alcalines; et la saison thermale de 1871 n'était point encore arrivée à sa fin que nous avions ajouté à notre actif scientifique deux nouvelles publications.

L'année 1871 et une partie de celle qui suivit furent donc employées à la réalisation du nouveau programme que nous nous étions tracé. Déjà nos expériences avaient donné les résultats que l'on verra, déjà nous commencions à trouver à Vichy des compensations suffisantes pour nous donner la pensée de nous y fixer, lorsque, fin juillet 1872, en pleine saison, la maladie vint nous saisir de nouveau et nous terrasser, cette fois si cruellement que, quelques jours après, la nuit s'était faite sur nous, nuit si profonde que pendant près de cinq années l'on put croire que c'en était fait de la métallothérapie et de son inventeur. Ce n'est qu'en 1876 que nous pûmes enfin reparaître, et que l'on nous vit un beau jour, obéissant à une pensée qui n'avait cessé de s'attacher à nous et de nous donner force et courage au milieu de nos plus mauvais jours, nous diriger, Dieu sait encore en quel triste état, vers la Salpêtrière pour y faire cette campagne, si universellement connue, de laquelle est sortie enfin triomphante, après trente années de luttes de toute sorte, cette thérapeutique que le monde savant nous a fait l'honneur de saluer partout du nom de BURQUISME.

Voilà donc pourquoi nous nous en allâmes à Vichy en 1871, y poser les premiers fondements de toute une pratique nouvelle, l'HYDRO-MÉTALLOTHÉRAPIE; pourquoi nous fûmes obligé d'en quitter subitement l'année d'après, ayant eu à peine le temps d'ébaucher notre œuvre, et pourquoi les nouvelles observations que nous aurons à produire sont nécessairement restées incomplètes.

Espérons pour les intéressés que nos peines n'auront point été perdues, et que de plus heureux sauront bien un jour reprendre nos idées et les faire fructifier là même où elles ont pris naissance. C'est pour qu'il en soit ainsi que, faisant trêve à d'autres travaux, très urgents cependant, nous avons, sans plus tarder, écrit cette brochure. Sa substance a déjà fait l'objet de deux mémoires que nous avons eu la faveur de lire nous-même, l'un à la tribune de l'Académie de médecine, dans la séance du 25 novembre 1879, et l'autre devant la Société de chirurgie, le 11 février 1880. Ce dernier, qui avait pour titre : *Observation de cataracte diabétique double opérée itérativement par extraction ; perte du premier œil ; guérison ensuite du deuxième après un traitement métallothérapique dirigé contre le diabète*, a donné lieu à un rapport de M. Berger, qui fut lu dans la séance du 7 juillet 1880. Diverses revues, la *Gazette des hôpitaux* du 3 avril 1880, entre autres, ont publié, à l'occasion de cette double lecture, des articles qui nous sont un précieux encouragement à faire davantage.

Avant de pénétrer dans le cœur de notre sujet, il importe que nous disions à ceux qui l'ignorent encore, et que nous rappelions à ceux qui pourraient l'avoir oublié ce qu'est la métallothérapie, quelles sont ses doctrines et sur quelles bases elle repose. Nous montrerons ensuite de quelle façon et sous quels auspices elle est entrée enfin dans le domaine incontesté de la science et de la thérapeutique ; et, tandis que nous ferons par là même une démonstration péremptoire de l'efficacité des métaux contre les névroses les plus rebelles, sinon les plus graves, nous fournirons au lecteur des références suffisantes, nous l'espérons, pour qu'il nous accorde toute créance quand nous parlerons des résultats obtenus par les applications nouvelles que nous avons faites de la métallothérapie au traitement du diabète, et subsidiairement de la cachexie alcaline.

HOPITAL DE LA PITIÉ

LA MÉTALLOTHÉRAPIE

SA BASE, SES DOCTRINES ET SES PROCÉDÉS

EXTRAIT D'UNE

CONFÉRENCE

Faite le 13 *juin* 1878 *dans la chaire de clinique*

DU PROFESSEUR LASÈGUE

A PROPOS D'UN CAS DE CONTRACTURE DES PLUS REBELLES
GUÉRIE PAR L'OR

Par le Dr V. BURQ

Au mois d'avril 1878, la métallothérapie était appelée à intervenir à l'hôpital de la Pitié, dans le service de M. le professeur Lasègue, pour un cas de contracture féroce de la jambe gauche. Toutes les articulations de ce membre, y compris celle de la cuisse sur le bassin, étaient comme soudées. La jambe était dans l'extension forcée. Le pied, fortement rétracté en dedans, se présentait en pied-bot varus. Le gros orteil était tendu en arc sur sa face dorsale, tandis que les quatre autres doigts étaient fléchis en sens inverse vers les chairs au point que leurs ongles y auraient pénétré si l'on n'eût pris soin de les rogner.

Tout le membre était frappé d'une hyperesthésie telle que le seul frôlement de la peau avec un corps mousse faisait pousser des cris à la malade, ce qui obligeait à le protéger jour et nuit contre tout contact à l'aide d'un cerceau. Au-dessus, à partir du pli de l'aine, régnait, au contraire, dans tout ce même côté une insensibilité absolue, les piqûres ne saignaient ni ne rougissaient; la force musculaire de la main, mesurée au dynamomètre, ne donnait que 10 à 12 kilogrammes. Il y avait en outre, de temps en temps, de fortes attaques de nerfs qui ne modifiaient en rien l'état de la jambe, etc.. etc.

Les choses duraient ainsi depuis quatre années sans un seul jour, sans une heure de répit, et cependant, dans nombre d'hôpitaux, par lesquels C... avait passé successivement, à Saint-Louis, à Beaujon, à la Charité, etc., comme à la Pitié, on avait eu recours à tous les traitements imaginables. On avait appliqué les courants continus pendant quatre mois ; on avait administré le chloral jusqu'à la dose de 15 grammes; on avait morphinisé la malade à outrance, etc., on avait été jusqu'à lui appliquer une couronne de trépan. Il n'y avait qu'une chose qu'on eût oublié d'employer, la métallothérapie.

Un interne distingué de la Pitié, M. Boussy, qui connaissait cette dernière, pour l'avoir vu mainte fois à l'œuvre dans le service de son maître M. Dumontpallier, eut le premier l'idée d'y recourir pour ce cas, tout désespéré parût-il de prime abord. C... ayant été reconnue sensible à l'or, le 7 avril, une armature de ce métal lui est appliquée sur la jambe, et, dès le même jour, l'hyperesthésie du membre disparaît après quelques heures, pour faire place à de l'insensibilité. Le lendemain la malade pouvait déjà quitter son lit, et, quelques jours après, lorsqu'on eut joint l'administration interne de l'or à son application externe, on la vit descendre seule au jardin et en devenir une des plus fidèles habituées.

Ce succès, venant après ceux que nous avions obtenus sur les hystériques incurables de la Salpêtrière, ne pouvait point ne pas frapper M. Lasègue et les nombreux élèves qui suivent sa clinique. Aussi, le 13 juin 1878, l'éminent professeur nous faisait-il l'insigne honneur de nous faire asseoir à sa place dans sa chaire, pour y exposer les principes de la métallothérapie. C'est à cetteconférence ou plutôt à la publication qu'en fit la Gazette des hôpitaux aux mois d'août (les 16 et 20) et de septembre (les 2, 10 et 12) de la même année, que nous empruntons ce qui va suivre.

Messieurs,

« Par le mot MÉTALLOTHÉRAPIE il faut entendre le traitement, au dedans comme au dehors, par tout métal, — par le cuivre, par l'or, l'étain, l'argent, etc., que nos recherches ont mis ou remis en honneur, aussi bien que par le fer, le zinc et l'arsenic, dont on fait si grand usage aujourd'hui, — qui est la caractéristique de la sensibilité thérapeutique individuelle, et point du tout par les métaux tout court car à ce compte l'administration du mercure dans la syphilis, de l'arsenic dans la dartre, du sulfate de cuivre dans le croup, etc., feraient partie de la nouvelle méthode de traitement, ce qui n'est pas.

La MÉTALLOSCOPIE est l'opération préalable, à l'aide de laquelle on détermine cette sensibilité ou idiosyncrasie, ou plutôt la sensibilité métallique qui y correspond.

La métallothérapie et la métalloscopie constituent ensemble ce que M. le professeur Charcot, l'un des premiers, vous le savez, a trouvé juste d'appeler le BURQUISME.

Les maladies visées plus particulièrement jusqu'à ce jour par la métallothérapie sont les maladies nerveuses, mais bien d'autres sont justiciables des mêmes moyens. Dans une prochaine publication je montrerai les services que les métaux peuvent aussi rendre dans la diabète, par exemple.

Le burquisme (métallothérapie et métalloscopie) repose sur une doctrine et sur des faits qui lui sont propres, dont la découverte remonte déjà à l'année 1848. vous en trouverez les preuves dans ma thèse inaugurable du 6 février 1851 : *De l'Anesthésie et l'Amyosthénie dans les maladies nerveuses.*

Voici d'abord la doctrine :

DOCTRINE DU BURQUISME.

L'on peut diviser toutes les névroses en deux grandes classes, comprenant : la première, celles où il existe toujours une diminution plus ou moins grande de la sensibilité générale et spéciale et des forces musculaires ; et la deuxième toutes les névroses qui, comme l'épilepsie, ne présentent jamais par elles-mêmes aucun trouble semblable ni du côté de la sensibilité, ni du côté de la motilité.

Les névroses de la première classe l'hystérie, en tête, peuvent se présenter sous des formes ou aspects si variés que, vouloir les décrire toutes n'équivaudrait ni plus ni moins qu'à la folie insigne de prétendre noter tous les sons aigus et discordants qu'on pourrait tirer d'un violon à trois cordes, dont l'une correspondrait à la sensibilité, la deuxième à la motilité et la troisième à l'intelligence, et cependant, quels que soient leur nombre et leur variété infinie, tous les symptômes des névroses de la sensibilité et de la motilité, — je me tais à dessein sur les névroses qui frappent l'intelligence, — peuvent être ramenés à trois groupes distincts, savoir :

1° Groupe des symptômes *hyponerviques* que nous désignerons par le signe —, comprenant tous les troubles en moins :

a. De la sensibilité générale, *analgésie* et *anesthésie ;*

b. De la sensibilité spéciale, *amblyopie, achromatopsie, anosmie, acousie*, etc. ;

c. Du sens génital, *impuissance, stérilité*, etc. ;

d. De la motilité, *amyosthénie, parésie, paralysie*, etc. ;

e. Des vaso-moteurs, *athermie, ischémie des vaisseaux capillaires, dysménorrhée, aménorrhée*, etc.[1];

2° Groupe des symptômes *hypernerviques*, auquel nous appliquerons le signe +, comprenant tous les troubles en plus des mêmes fonctions :

f. Les *névralgies*, les *viscéralgies* et les *hyperesthésies* cutanées et sensorielles de toute sorte ;

g. Les *spasmes* cloniques ou toniques, qui se traduisent vers les muscles pleins par des *crampes*, des *attaques éclamptiques* ou *hystériques*, et des *contractures*, — *pieds bots, torticolis, strabisme, vaginisme*, — etc., etc. et du côté des muscles creux par des *palpitations*, de la *toux* (*toux férine*), de l'*asthme*, des *vomissements incoërcibles*, etc ;

h. L'élévation de la température, la fièvre même de différents types ;

i. Les hypersécrétions anormales diverses, le *larmoiement*, le *ptyalisme*, la *polyurie*, les *sudations exagérées*, la *leucorrhée*, etc.

3° Groupe des symptômes *pondérateurs*, — vous

verrez dans un moment pourquoi ce mot — à désigner par le signe =.

j. Les troubles gastriques divers, l'*anorexie*, la *dyspepsie*, la *gastralgie*, avec toutes leurs conséquences, c'est-à-dire l'appauvrissement du sang en toutes ses parties constituantes, l'amaigrissement, la flaccidité des chairs, les bouffissures, les pertes blanches, etc., en un mot la cachexie inhérente à cet état qui constitue la *chlorose*, la *chloro-anémie*, les *pâles couleurs*, etc., des auteurs.

Les caractères distinctifs de ces trois groupes de symptômes sont les suivants :

Ceux du groupe — sont permanents, ils suivent en silence la névrose dans toutes ses phases, ils augmentent ou diminuent toujours avec elle dans la même proportion, ils sont toujours les premiers à disparaître ou à revenir, ils ne restent absents que tout le temps que dure la guérison, leur retour annonce infailliblement une rechute plus ou moins prochaine, ils *marquent* enfin *le pas*, pour ainsi dire, à toute heure, si bien qu'ils constituent véritablement comme une sorte de *Pouls* de la névrose, sur lequel il ne faut cesser d'avoir les yeux ouverts.

Voilà pourquoi je ne me sépare pas des deux instruments que je ferai passer dans un moment sous vos yeux.

Les symptômes du groupe + sont aussi bruyants que ceux du groupe — sont silencieux, ce qui leur valut de tout temps le très fâcheux privilège de fixer presque exclusivement l'attention des médecins, aussi bien que des malades ; ils sont essentiellement transitoires, et se transforment sans cesse les uns dans les autres, de manière à faire croire à tout moment à des guérisons qui n'existent point.

Quand l'un d'eux règne de longues années, *sans*

aucune interruption, comme dans le cas de notre malade, c'est tout à fait exceptionnellement, et encore coexiste-t-il d'ordinaire avec d'autres désordres qui gardent, eux, l'*intermittence*. Puisque je viens de prononcer le mot, que l'intermittence dans les névroses ne vous en impose point, car, laissez-moi vous le dire en passant, il s'est vidé en son nom des flacons de sulfate de quinine .en non moins grand nombre et non moins inutilement que cette antique théorie de l'action directement reconstituante du fer dans la chlorose, contre laquelle je ne manque jamais de protester, toutes les fois que l'occasion m'en est offerte, a fait et fera engloutir encore par les chlorotiques et les anémiques des tonneaux de préparations martiales.

3° Les troubles = marchent toujours parallèlement à ceux des deux autres groupes et, ainsi que les premiers, ils sont permanents. Je les ai appelés *pondérateurs* parce qu'en effet leur rôle est de pondérer les forces en les frappant à leurs sources vives, c'est-à-dire à l'estomac qui, comme on l'a dit fort justement, *tient les clefs de la maison*. Cet organe cessant de fonctionner au même degré, il en résulte une atténuation dans la production de la force nerveuse dont l'organisme n'a plus l'emploi.

Toutes les névroses de la première classe (celles avec anesthésie ou amyosthénie), disions-nous déjà, en 1851, dans notre thèse inaugurale, quel qu'en soit le siège apparent et quelque nom qu'on leur donne, ne sont au fond qu'une seule et même affection qui nécessite toujours le même traitement.

Dans ces névroses, en effet, c'est constamment la même cause immédiate, *efficiente*, une diminution dans les dépenses normales de la force nerveuse, née de l'affaiblissement fonctionnel de la peau et des muscles, ces deux grandes *prodigues*, passez-moi le mot, de l'économie; chez toutes, ce sont fatalement les mêmes conséquences, d'une part une dépense artificielle proportionnée, intermittente le plus souvent, de la force non dépensée sur un point quelconque de l'organisme, ou sur plusieurs points à la fois (symptômes + ou hypernerviques) et, d'autre part, des désordres gastriques, pour tarir d'autant les sources premières de sa formation; et toutes aussi ont les mêmesexigences, l'éloignement préalable et intégral des troubles hyponerviques.

Au fur et à mesure que la sensibilité et la motilité reviennent vers l'état normal, et partant que l'équilibre entre les recettes et les dépenses du système nerveux tend à s'établir, de leur côté, le spasme qu'on a défini à tort « *une contraction sans but et sans raison* », la névralgie ou le délire, sortes de soupapcs de sûreté, comme lui au même titre, vont aussi s'atténuant de plus en plus, la dyspepsie ou la gastralgie, qui n'a plus de raison d'être, ne tarde pas à cesser d'opérer le démantèlement de l'organisme, et bientôt les malades retrouvent dans les aliments eux-mêmes, et *point ailleurs*, tous les éléments propres à leur reconstitution, c'est-à-dire le fer, comme l'albumine, la fibrine et tout le reste.

De là, cette double conclusion majeure :

« Que l'anesthésie et l'amyosthénie et tous les troubles de même ordre sont la cause prochaine de tous les désordres et constituent comme une sorte de pierre de touche placée à côté du mal pour indiquer sûrement quel en est le meilleur remède;

« Qu'une affection nerveuse avec des troubles de la sensibilité et de la motilité étant donnée, tout le traitement consiste à trouver un moyen, quel qu'il soit, qui puisse ramener ces deux fonctions à l'état normal. »

BASES DU BURQUISME.

Passant maintenant à la question pratique, je vous dirai : certains métaux, ceux surtout qui semblent occuper le plus de place au sein de la terre, mais à l'état natif ou dans celui qui s'en rapproche le plus, le fer d'abord, le cuivre ensuite, puis le zinc, l'or bien avant l'argent, l'étain, le platine, l'aluminium, et quelques autres, l'arsenic, le mercure, le manganèse, et vraisemblablement l'antimoine, le nickel et bien d'autres que la métallothérapie n'a point encore su s'approprier, en vertu d'une action spéciale sur le système nerveux, action dynamique, électrique ou autre, peu importe, mais qui ne s'exerce, il est probable, que dans des conditions d'affinité particulière entre ces métaux et les divers organismes, jouissent de cette propriété, à savoir : Que lorsqu'on les applique sur une surface de la peau anesthésique, ou en regard de muscles frappés d'amyosthénie, ils ont généralement pour effet de ramener la sensibilité et les forces musculaires dans les parties sous-jacentes d'abord et ensuite à leur voisinage, d'y activer au même degré la température et la circulation capillaire, de déterminer, au même moment, des phénomènes subjectifs de chaleur, de formication dans le membre où s'est faite l'application, puis après un temps d'autant plus court que la surface d'application du métal s'est trouvée plus grande et que le sujet est doué de plus de nervosité, de déterminer des effets inverses, c'est-à-dire de l'anesthésie et de l'amyosthénie, dites alors *post-métalliques* accompagnées d'un sentiment de fatigue plus ou moins grande dans le membre soumis à cette exploration, fatigue qui, en certains cas, peut s'étendre jusqu'au cerveau lui-même.

Pour agir sur la sensibilité seule, point n'est besoin ni de beaucoup de temps, ni d'une grande surface de métal : il suffit quelquefois de quelques minutes et même de moins d'une minute, et d'un bijou, d'une bague, d'un dé à coudre ou d'une simple pièce de monnaie.

Tout métal qui agit manifestement dans le sens que je viens de dire est la caractéristique de la sensibilité métallique ou thérapeutique, si bien que ce métal, — et *ce métal seulement*, — appliqué, non pas sur le siège même du mal, mais sur les parties anesthésiques ou amyosthéniques elles-mèmes, ou bien administré à l'intérieur sous une forme convenable, ne tardera point généralement à opérer d'une façon permanente ce qu'il n'avait fait d'abord (en métalloscopie) que transitoirement, et finalement guérira, ou, sinon, améliorera très notablement la névrose, en se comportant toujours de manière à donner complètement raison à la doctrine que je viens de vous exposer. Voilà, Messieurs, le point capital, voilà sur quelles bases aussi inattendues que nouvelles repose le Burquisme.

Une affection nerveuse avec anesthésie et amyosthénie étant donnée, trouver un métal qui ramène la sensibilité voilà donc tout le problème à résoudre pour en obtenir la guérison.

PROCÉDÉS MÉTALLOSCOPIQUES.

La métalloscopie comporte deux procédés, celui des applications métalliques et celui des injections hypodermiques des oxydes ou sels métalliques solubles, en solution très faible.

Quatre opérations : l'*Esthésiométrie*, la *Dynamo-*

métrie, la *Thermométrie* et la *Sphygmoscopie*, avant, pendant et après l'application de chacun des procédés ci-dessus, sont indispensables ; je commencerai donc par m'occuper d'elles.

Je ne m'attarderai point à vous parler des deux dernières. Vous savez vous servir du thermomètre ; vous connaissez le merveilleux instrument de M. Marey, le sphygmographe : seulement, comme son maniement est un peu difficile, je vous dirai que la coloration ou non de simples piqûres suffira le plus souvent pour vous éclairer sur l'état de la circulation là où vous voudrez la reconnaître.

Voici maintenant les deux instruments, *derniers modèles*, dont je vous ai parlé pour la dynamométrie et l'esthésiométrie.

Le premier est un dynamomètre à main, dont je fis construire le premier modèle par la maison Charrière, en 1849, c'est-à-dire à une époque où la dynamométrie était encore inconnue en médecine, et où même personne ne semblait se douter de l'existence de l'amyosthénie comme symptôme des névroses.

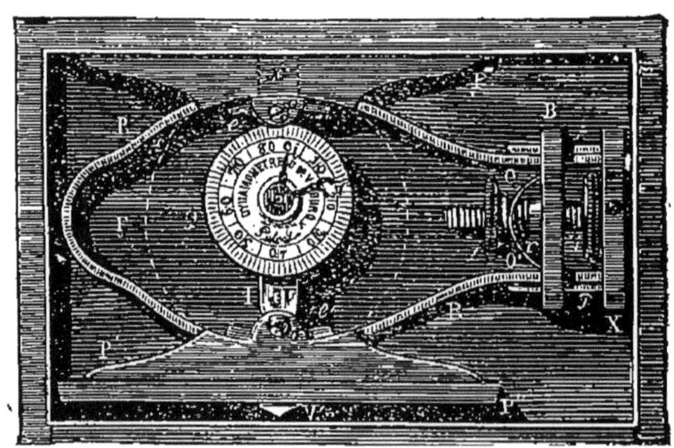

DYNAMOMÈTRE (1/2 grandeur d'exécution), vu dans sa boîte.

L'instrument se compose, dans sa partie essentielle,

d'un ressort R offrant les dispositions et les qualités convenables pour que ses parcours soient tous sensiblement équidistants, et que l'on puisse, au moyen d'une barrette, à couteau, mobile B, conduite par la vis de rappel V, en raccourcir ou allonger la longueur et, partant, régler à volonté l'instrument de façon à faire exprimer fidèlement aux divisions du cadran Q, soit des kilogrammes, soit des pounds (livres anglaises), ou des unités de poids de tous systèmes, et à justifier ainsi son titre d'universel! cette barrette joue dans l'instrument le rôle de l'aiguille A. et R. dans les chronomètres. Si le dynamomètre vient à fléchir, il suffit de la ramener en dedans pour rendre au ressort R, qui est l'âme de l'instrument, toute la résistance voulue pour que les indications du cadran redeviennent exactes. Des poignées fixes P, P' obligent à appliquer la force toujours au centre de R.

Le deuxième instrument est un esthésiomètre que je fis faire un peu plus tard, sur les données qu'avait fournies Weber.

La construction et le mode d'emploi de l'instrument se comprennent à première vue. C'est un compas tubulaire, en deux parties qui rentrent l'une dans l'autre comme les deux corps d'un porte-plume en métal. Il se termine par deux pointes mousses en ivoire O, O', en forme de porte-crayons, où seulement la mine est remplacée par une aiguille qu'on fait saillir à volonté hors de sa gaine de la même façon. Lorsque l'esthésiomètre est fermé, il se présente par deux têtes métalliques C, C', qui peuvent servir à apprécier la sensibilité aux températures par leur immersion préalable dans de l'eau froide ou de l'eau chaude. Ceux qui voudront en savoir plus long sur ces deux instruments les trouveront décrits l'un et l'autre dans les traités spéciaux, et notamment dans le Dictionnaire du professeur Jaccoud.

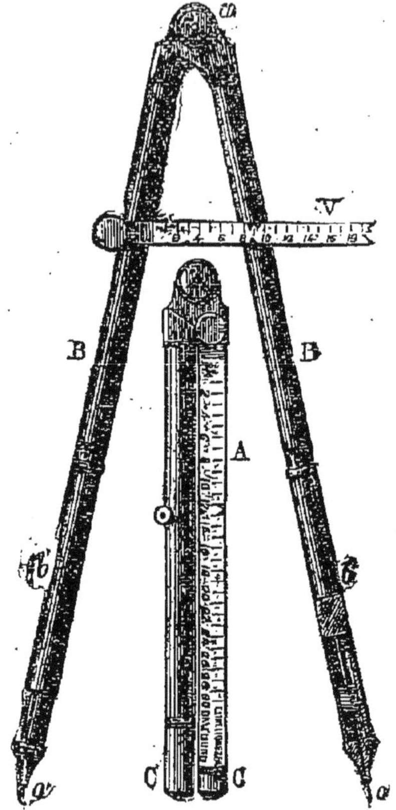

ESTHÉSIOMÈTRE (1/2 grandeur d'exécution).

Je dois aussi, avant de passer outre, vous dire un mot d'une forme d'armatures qui n'est point encore connue.

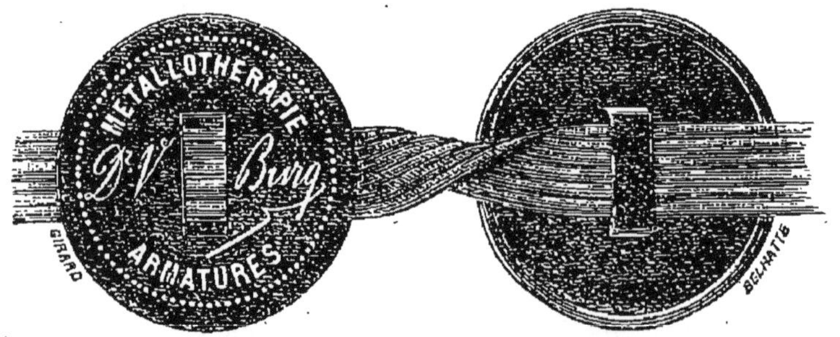

ARMATURES (grandeur naturelle).

Les armatures métalliques que j'ai adoptées définitivement sönt, pour les métaux vulgaires fer, cuivre, zinc et étain, formées, comme celles que je vous montre, de disques très minces de 3 centimètres environ de diamètre, au centre desquels on a repoussé une petite queue pour le passage d'un lacet destiné à les fixer en tel nombre qu'on le désire.

Pour quelques francs (cinq francs), vous pourrez vous procurer, chez tous nos fabricants d'instruments, une boîte contenant plusieurs douzaines de ces disqueset tout ce qui est nécessaire pour les monter.

Pour les métaux précieux, l'épaisseur de la matière étant indifférente, jusqu'à une certaine limite cependant, j'ai fait faire de ces mêmes disques en argent, platine et or assez minces pour être d'un prix peu élevé (1, 4 et 6 francs pièce), montés sur des culots en buis semblables à de grands boutons de manchettes.

APPLICATIONS MÉTALLIQUES.

On applique à nu sur l'un des avant-bras deux ou trois plaquettes en forme de bracelets, à commencer par le fer ; puis, si ce métal ne fait rien, on passe successivement à l'application du cuivre, du zinc, de l'or, de l'argent, etc., mais à des jours différents, autant què faire se peut, et le métal qui fait ce que je vous ai dit, c'est-à-dire qui ramène la sensibilité, fait monter la force musculaire, fait saigner les piqûres, élève la température, etc. est la caractéristique de l'idiosyncrasie, et c'est celui-là qu'il faut appliquer ou administrer, suivant qu'on veut faire de la métallothérapie externe ou de la métallothérapie interne. Ordinairement j'emploie les deux concurremment.

INJECTIONS HYPODERMIQUES DE SELS MÉTALLIQUES.

L'intolérance de l'estomac pour certains métaux, pour les sels d'or en particulier, m'a amené à essayer leur emploi en injections par la méthode hypodermique.

La malade de M. Lasègue est un de mes premiers sujets d'expérience. Les résultats que j'ai obtenus ont été tels chez elle et chez d'autres malades du service de M. Dumontpallier, notamment chez une femme qui était couchée au n° 26 de la salle Sainte-Eugénie, que j'ai dû me demander si la métallothérapie n'avait point à bénéficier particulièrement de la méthode hypodermique. La question est à l'étude. Je m'abstiens de vous en dire plus long en ce moment.

Les faits sur lesquels sont basées la métallothérapie et ses doctrines datent déjà de bien loin. Les premiers furent observés, en effet, en 1848 à l'hôpital Cochin, et, l'année d'après, à la Salpêtrière dans ce même service d'hystériques incurables où vingt-huit années plus tard cette découverte devait trouver enfin une sanction définitive. Vinrent ensuite des observations recueillies successivement dans les services de Rostan, Louis, Trousseau, Tardieu et Robert, à l'Hôtel-Dieu, de Duméril et de M. Gustave Monod, à la maison Dubois, de Horteloup (père), à l'hôpital Necker, de Guersant, à l'hôpital de l'Enfant-Jésus, etc., etc., et plus tard, en 1868, dans les services de MM. Verneuil, Dumontpallier et Hérard, à l'hôpital Lariboisière. « Savons-nous, disait Trousseau, lors de la discussion fameuse qui eut lieu à l'Académie sur la chlorose en 1860, pourquoi une armature appliquée sur les muscles de l'avant-bras fait monter la force musculaire dans la main correspondante de 10, 20 et même 30 kilogrammes, en une minute ou deux, ainsi que l'ont démontré les expériences faites par M. Burq dans les services de MM. Rostan, Robert et Tardieu, comme dans le mien ? »

Parmi les observations qui ont été publiées, il én est qui eurent pour auteurs les internes mêmes des services où j'avais expérimenté.

Quel que soit l'intérêt que présentent ces observations de ce chef, comme de leur valeur propre, cet intérêt s'efface en présence de celles qui ont été recueillies récemment à la Salpêtrière dans le service de M. le professeur Charcot et des rapports qui les ont suivies devant la Société de biologie; observations et rapports que connaissent la plupart d'entre vous, et dont je ne vous dirai rien afin de réserver le temps qui me reste pour ne plus vous parler que de la très intéressante malade qui a été l'occasion de cette conférence. »

Ce que nous ne fîmes point à l'hôpital de la Pitié, faute de temps, nous pouvons le faire sommairement à cette place. Ouvrons donc un moment le Livre d'or du Burquisme.

SOCIÉTÉ DE BIOLOGIE

LA MÉTALLOTHÉRAPIE
A LA SALPÊTRIÈRE
DANS LE SERVICE

DE M. LE PROFESSEUR CHARCOT

RAPPORTS

AU NOM D'UNE COMMISSION COMPOSÉE

DE MM. CHARCOT, LUYS ET DUMONTPALLIER,
RAPPORTEUR.

Au mois de juillet 1876 la métallothérapie faisait sa réapparition à la Salpêtrière, dans le service des hystéro-épileptiques de M. le professeur Charcot. Nous disons réapparition, car déjà, en 1849, nous avions fait dans ce même service une première campagne par ordre de l'Administration supérieure, qui avait eu pour résultat la guérison de 4 malades sur 6 traitées par notre méthode. C'était là un résultat et trop impératif et trop rare — auparavant dans l'espace de dix années, 3 seulement de ces mêmes malades avaient pu être rendues à leurs familles — pour qu'il nous fût pardonné. Nous avons dit ailleurs en bonne place par qui nos expériences furent brutalement interrompues, et comment il se fit que, durant un si grand nombre d'années, tant de pauvres malades furent privés de bénéficier d'une découverte qui, dès le début, s'était déjà montrée si pleine de promesses. Ce n'est point ici le lieu de le répéter.

En 1876, les choses avaient heureusement changé à la Salpêtrière. Il n'était plus besoin d'un ordre venu de haut pour qu'un médecin, qui avait fait ses preuves en mainte circonstance, pût être admis à expérimenter une méthode et des procédés profitables à la science comme aux infortunées qui sont ses hôtes habituels. Le service des hystéro-épileptiques avait alors à sa tête, non plus un pseudo-médecin, mais un maître, dans le vrai sens du mot, avide de tout progrès, il l'avait prouvé et le prouve encore aujourd'hui, et de reste, par ses études sur la question du magnétisme animal ou du somnambulisme et des phénomènes dits *hypnotiques*. Un acquiescement de M. Charcot aux expériences nouvelles que nous méditions ne pouvait donc être douteux. Il nous fut accordé. C'était assurément beaucoup, mais ce n'était point assez pour qui avait fait déjà en pure perte vingt tentatives semblables pour le *but* qu'il devait viser, et qui n'avait plus le temps de borner son ambition à opérer des conversions isolées, si hautes fussent-elles. Aussi dès que nous eûmes préparé le terrain, lorsque nous nous fûmes assuré, par un nombre suffisant d'explorations préalables sur les malades que M. Charcot nous avait désignées comme particulièrement propres à nos démonstrations, que ce que nos amis et tout le monde autour de nous regardaient comme une témérité, car il s'agissait d'hystéro-épileptiques d'une incurabilité avérée, n'était que de la hardiesse, nous vit-on nous diriger, non plus cette fois, vers les Académies, qui si souvent nous avaient déçu dans nos espérances, mais bien vers cette vaillante Société du côté de laquelle se tournent déjà tous les regards, au détriment de ses sœurs aînées, que présida jusqu'à la fin de sa vie Claude Bernard, l'un de ses fondateurs, et à la tête de laquelle se trouve maintenant le professeur Paul Bert; nous avons nommé la Société de biologie. L'illustre physiologiste voulut bien entendre notre requête. Sur son initiative, une commission composée de MM. Charcot (président), Luys et Dumontpallier (rapporteur), fut nommée pour suivre nos expériences de la Salpêtrière et en étudier les résultats.

La nomination de cette commission ne fut point, cette fois, une vaine formalité. Sans tarder, ses honorables membres entrèrent en fonctions, si bien que déjà, dans la séance du 14 avril 1871, lecture était faite à la Société de biologie d'un premier rapport sur la métalloscopie. Mais ce n'était là encore que la moitié de l'œuvre magistrale qui devait sortir de la plume de M. Dumontpallier.

La commission continua à siéger et, seize mois plus tard, en août 1878, son éminent secrétaire-rapporteur venait lire un deuxième rapport sur la métallothérapie qui forme avec le premier presque la matière de tout un volume.

Entre temps, MM. Charcot et Dumontpallier, comme si ce n'était point assez de leurs affirmations collectives, avaient fait, chacun de leur côté, devant un nombreux auditoire, des leçons sur le même sujet, le premier à la Salpêtrière (en décembre 1877), et le deuxième à l'hôpital de la Pitié (en août 1878). Ces leçons ont paru *in extenso* dans la *Gazette des hôpitaux* et dans l'*Union médicale*, d'après une sténographie de M. le Dr Moricourt, ancien interne de M. le professeur Lasègue. Il serait certainement d'un grand intérêt de faire connaître ici l'opinion particulière de chacun de ces deux maîtres, et de dire les faits nouveaux sur lesquels ils se sont appuyés pour montrer que la métallothérapie n'est pas une de ces méthodes thérapeutiques de laquelle certain sceptique disait : « *Hâtez-vous de l'employer pendant qu'elle guérit.* » Mais cela nous entraînerait plus loin que ne le comporte le cadre de cette publication. Il doit suffire, pour le but que nous nous proposons, de donner un extrait des rapports.

I

DE LA MÉTALLOSCOPIE

DU Dr V. BURQ

PREMIER RAPPORT

LU A LA SOCIÉTÉ DE BIOLOGIE

DANS LA SÉANCE DU 14 AVRIL 1877

(Extrait des Comptes rendus de cette Société)

MESSIEURS,

« Au mois d'août 1876, M. le Dr Burq demandait à la Société de biologie de vouloir bien nommer une Commission qui serait chargée d'étudier quels étaient les résultats obtenus par l'application des métaux sur la surface cutanée. MM. Charcot, Luys et Dumontpallier furent désignés pour faire partie de cette commission. Je viens, au nom de nos collègues et au mien, vous rendre compte de nos travaux.

Depuis longtemps, M. le Dr Burq avait constaté que chez des malades, dont la sensibilité générale et spéciale était modifiée par des états morbides variés, on pouvait obtenir le retour de la sensibilité normale par l'application externe des métaux. Ces faits avaient été découverts par notre confrère en 1849, et, depuis cette époque, maintes fois il avait eu l'occasion d'en vérifier la constance. Plus tard le Dr Burq, après avoir remarqué que tous les malades n'étaient point impressionnés par l'application locale d'un même métal, conclut : que chaque malade avait une idiosyncrasie spéciale, c'est-à-dire une aptitude, une disposition personnelle à être influencé par tel ou tel métal. L'expérimentation, seule, pouvait déterminer cette aptitude individuelle. L'expérience, du reste, était facile : il suffisait sur une surface anesthésique, d'appliquer successivement divers métaux, or, zinc, fer, cuivre, etc., pour reconnaître, après quelques minutes, quel était le métal qui ramenait la sensibilité.

Enfin, M. Burq, après avoir remarqué que les modifications de la sensibilité étaient en rapport avec un état général morbide, émit l'hypothèse que les métaux, dont l'applicatton externe avait une action locale constante, pourraient peut-être avoir une action générale thérapeutique, si l'on administrait ces métaux à l'intérieur. L'hypothèse du Dr Burq lui parut démontrée par un grand nombre d'observations; mais il convient de remarquer que cette hypothèse, bien qu'elle fût confirmée par les faits, n'obtint point grand crédit, et les affirmations de l'inventeur ne rencontrèrent guère que des incrédules,

On avait douté des résultats obtenus par l'application externe des métaux, résultats qu'il était facile de constater par l'expérience; il était tout naturel que l'on fût peu disposé à accorder quelque valeur à une indication thérapeutique générale, fournie par l'application des métaux sur la peau.

Toutefois, de la réunion de ces deux ordres de faits : 1° résultats obtenus par l'application externe des métaux; 2° résultats identiques obtenus par les mêmes métaux administrés à l'intérieur, surgissait dans l'esprit de l'inventeur la théorie à laquelle il devait donner le nom de MÉTALLOTHÉRAPIE.

Votre Commission, Messieurs, n'a pas cru devoir s'occuper directement de cette question, la métallothérapie. Elle a voulu seulement, et cela conformément à l'esprit de la lettre du Dr Burq, étudier les phénomènes déterminés par l'application des métaux sur la surface de la peau chez des malades dont la sensibilité était modifiée.

Sur ces entrefaites, M. le professeur Charcot avait donné au Dr Burq entière liberté pour répéter, dans son service à la Salpêtrière, toutes les expériences qui seraient jugées nécessaires pour éclairer les membres de la commission. Lorsque les membres de la commission se réunirent, le 4 novembre 1876, déjà plusieurs femmes du service hospitalier de M. Charcot avaient été soumises à l'application externe de l'or, du cuivre, du fer et du zinc. Dans cette première séance, M. Charcot nous confirmait déjà l'exactitude des expériences du Dr Burq, et il nous disait qu'il n'était pas douteux pour lui que plusieurs malades complètement anesthésiques, depuis un temps plus ou moins long, eussent recouvré la sensibilité, les unes par l'application de l'or, les autres par l'application du cuivre. De plus, M. Charcot signalait à notre attention que nous observerions des phénomènes de *dysesthésie* déterminés par l'application des métaux, et par ce mot, dysesthésie, M. Charcot entendait des perversions de la sensibilité.

Dans le présent rapport, je ne donnerai qu'un résumé de chacune des séances de la commission, en ayant soin de noter les faits principaux constatés dans chaque séance. Les procès-verbaux détaillés seront joints, du reste, au rapport. Ils ont été, chaque fois, rédigés immédiatement après chaque séance. »

Suit le résumé annoncé des faits observés dans les

nombreuses séances tenues par la commission en novembre et décembre 1876, janvier et février 1877. Il en est qui devraient particulièrement nous arrêter. De ce nombre sont les séances où fut découvert, avec le concours de M. le Dr Gellé, ce phénomène si imprévu qui a pris rang dans la science sous le nom de *Transfert*, dans lequel l'on voit des effets inverses se produire du côté opposé à celui où a été faite l'application, dans des parties exactement symétriques; ou bien encore celle du 13 janvier 1877 dans laquelle M. Charcot, allant plus loin encore que nous n'avions jamais osé le faire, et que nous eussions moins encore osé le dire, guérit sur l'heure par une seule application deux paralysies organiques qui dataient l'une de dix ans et l'autre de plus loin encore.

Nous devrions parler aussi des expériences de M. P. Régnard, préparateur du professeur Paul Bert à la Sorbonne, faites en vue de donner aux faits observés par la commission une interprétation scientifique. Mais ce travail ne comporte point de tels développements. Nous nous bornerons donc à donner les conclusions du Rapport. Le lecteur y trouvera le principal, c'est-à-dire la confirmation de tous les faits métalloscopiques que nous avons annoncés dans les préliminaires.

« De l'exposé de ces faits, il ressort que le travail de la commission a été divisé en deux parties. Cette division a été la conséquence de la succession des expériences. Dans une première partie, nous avons constaté l'existence de tous les faits métalloscopiques découverts depuis longtemps par le Dr Burq. Dans la seconde partie nous avons étudié l'interprétation de ces faits.

Il est parfaitement exact, en effet, que l'application de certains métaux sur la peau détermine chez des malades anesthésiques, hystériques et dans quelques cas organiques, des modifications importantes dont les principales sont le retour de la sensibilité générale et spéciale.

Il est parfaitement exact que toutes les malades ne sont point sensibles au même métal, et que l'or, le cuivre, etc., donnent des résultats positifs ou négatifs, suivant les malades soumises aux expériences.

Les phénomènes observés après l'application des métaux se produisent dans l'ordre établi par le Dr Burq, c'est-à-dire que d'abord les malades accusent, au niveau de l'application des métaux et dans une zône plus ou moins étendue, des fourmillements, une sensation de chaleur ; puis l'observateur constate bientôt dans les mêmes régions une rougeur, de la sensibilité, de l'ascension de la température mesurée par le thermomètre et enfin le retour de la force musculaire mesurée par le dynamomètre.

Votre Commission, Messieurs, ne saurait affirmer trop haut l'existence de tous ces faits et cette affirmation est une consécration des faits énoncés par celui qui les a découverts, il y a déjà plus de vingt-cinq ans. Cette affirmation est un hommage rendu au Dr Burq, qui, malgré des critiques souvent sévères, n'a jamais perdu courage et puisait dans une foi solidement établie par l'expérimentation la confiance que justice lui serait enfin rendue.

De plus, nous devons ici témoigner notre reconnaissance au Dr Burq, car, c'est après avoir constaté l'exactitude des faits énoncés par notre confrère que, cherchant toujours par la méthode expérimentale à interpréter les phénomènes observés, nous avons été conduits :

1° A reconnaître l'action des courants électriques faibles ;

2° A découvrir le fait si inattendu du transfert.

Votre Commission, Messieurs, a la satisfaction d'avoir accompli un acte de justice envers M. le Dr Burq. Mais elle manquerait à tout sentiment de gratitude si, en terminant ce rapport, elle ne vous demandait de prendre votre part aux remercîments que nous devons aux Drs Gellé et Landolt, et à M. P. Régnard, qui, en nous prêtant le concours éclairé de leurs études spéciales, nous ont permis de suivre avec plus de sûreté et plus d'autorité la voie expérimentale dans laquelle nous nous étions engagés. En conséquence, nous vous proposons de déposer le mémoire de M. Burq dans vos archives et de l'inscrire sur la liste des travaux admis au concours du prix Ernest Godard. »

Ont signé : MM. Charcot, président.
Luys
et Dumontpallier, rapporteur.

II

DE LA MÉTALLOTHÉRAPIE

DU Dr V. BURQ

SECOND RAPPORT

LU A LA SOCIÉTÉ DE BIOLOGIE

DANS LA SÉANCE DU 10 AVRIL 1878

(Extrait des Comptes rendus de cette Société)

Messieurs,

« L'accueil bienveillant que vous avez accordé au premier Rapport de votre Commission nous a engagé à poursuivre nos expériences. Nous n'avons pas épuisé le sujet. Lorsque l'on s'engage dans la voie expérimentale, on constate, ainsi que le répétait souvent notre grand physiologiste Claude Bernard, des faits que l'on ne cherchait pas, et qui ont quelquefois une importance plus grande que ceux dont on voulait établir la démonstration scientifique.

A l'appui de cette remarque générale, vous vous rappelez assurément que votre Commission, tout en confirmant par des expériences nombreuses tous les phénomènes métalloscopiques consignés dans plusieurs notes et mémoires du Dr Burq, avait reconnu que les courants électriques faibles pouvaient déterminer des phénomènes analogues à ceux que l'on produirait par l'application externe des métaux, et que le retour de la sensibilité en une moitié du corps avait souvent pour conséquence de déterminer la perte de sensibilité du côté opposé. A ce fait expérimental votre Commission a donné le nom de *transfert de la sensibilité.*

Enfin, par l'application externe, votre Commission avait obtenu, non sans quelque étonnement, le retour persistant de la sensibilité chez des malades dont l'hémianesthésie était due à une cause organique cérébrale.

Tous ces faits sont présents à votre mémoire, et leur nouveauté n'a pas peu contribué assurément à en fixer le souvenir dans vos esprits. De plus, la Commission, par l'organe de son Président, vous avait rendus témoins de plusieurs de ces faits, et ces faits pouvant dès lors être considérés comme acquis à la science, le moment était donc venu, par de nouvelles expériences, de vérifier, de confirmer, s'il y avait lieu, la seconde proposition des travaux du Dr Burq, à savoir : *que l'aptitude métallique externe étant connue, le même métal, administré à l'intérieur, doit déterminer les mêmes résultats que son application externe.* Il s'agissait, en effet, chez les différentes malades qui avaient été le sujet des expériences métalloscopiques, d'étudier quels seraient les résultats des mêmes métaux administrés à l'intérieur. Nous allions donc entrer dans une voie nouvelle, la voie thérapeutique, et votre Commission devait redoubler de prudence et s'entourer de toutes les garanties qu'exige la méthode expérimentale. Nous devions d'abord établir l'état hystérique de chacune des malades avant de commencer les expériences thérapeutiques, suivre la marche de ces expériences et être bien certain que les médicaments seraient pris par les malades dans des conditions déterminées.

Le président de la Commission, M. le professeur

Charcot, voulut bien donner lui-même, ou faire donner par son interne, M. Oulmont, les diverses préparations métalliques, chaque jour et aux doses indiquées, et à partir du 26 août 1877 jusqu'au 17 novembre de la même année, c'est-à-dire pendant trois mois entiers, votre Commission a rédigé de nombreux procès-verbaux constatant les résultats obtenus.

J'ai hâte, Messieurs, de vous exposer ces résultats. »

Suivent les observations détaillées de 8 malades, après lesquelles le savant secrétaire rapporteur se résume et conclut ainsi qu'il suit :

« Dans notre premier Rapport, nous avons exposé les faits dits métalloscopiques que j'ai rappelés au commencement de ce second Rapport.

Mais, Messieurs, votre Commission avait compris que son œuvre n'était pas terminée, et qu'après avoir constaté des faits métalloscopiques qui, aujourd'hui, sont acceptés de tous, elle devait poursuivre ses recherches dans la voie de la thérapeutique. Alors seulement devait devenir complet l'examen expérimental de cet ensemble de faits auquel, dans une séance de la Société de biologie, on avait donné le nom de BURQUISME.

La première partie, la partie métalloscopique des assertions de M. Burq, était confirmée, était acquise ; il restait à étudier dans quelles limites serait confirmée cette seconde loi du Dr Burq : *Que, l'aptitude métallique externe étant connue, on connaissait par cela même le métal qui, donné à l'intérieur, devait guérir les manifestations de la diathèse hystérique.*

La démonstration expérimentale d'une telle hypothèse aurait une si grande conséquence en thérapeutique générale, et votre Commission assumerait une si grande responsabilité en affirmant une semblable loi, que, tout en déclarant qu'elle a été grandement impressionnée par les faits, elle veut, et cela dans l'intérêt même de la métallothérapie, se contenter aujourd'hui d'exposer ces faits ; chacun en tirera les conclusions que bon lui semblera. L'avenir prononcera...

« Les malades sur lesquelles la méthode a été expérimentée étaient considérées, à la Salpêtrière, comme des types de la diathèse hystérique et hystéro-épileptique, et elles étaient des exemples vivants des meilleures descriptions de cette classe de maladies nerveuses.

Les progrès du retour vers la santé s'accusaient de jour en jour, et après un mois à six semaines de ce traitement, à l'exclusion de toute autre médication, le régime de ces malades restant le même, on constata la disparition de l'anesthésie générale, le retour des forces musculaires, la diminution dans la fréquence des attaques convulsives hystériques, un appétit régulier, un changement favorable dans le caractère, un embonpoint très notable, la régularité de la menstruation, la diminution de la leucorrhée, et un état très satisfaisant de la santé.

Nous devons faire remarquer que, chez les malades restées en puissance de la diathèse hystérique, si l'on venait à suspendre le traitement, on voyait réapparaître, à divers degrés, les manifestations variées de la maladie. Aussitôt que le traitement était repris d'une façon régulière, tous les phénomènes morbides étaient amendés, puis disparaissaient. Il était donc rationnel de conclure que le traitement avait eu vraiment une action favorable.

Il parut donc acquis aux membres de la Commission : que le traitement interne indiqué pour chacune des malades par l'aptitude métallique avait donné les résultats annoncés par le Dr Burq.

Est-ce à dire que ce traitement interne, d'une durée d'un mois à trois mois, ait guéri la diathèse chronique ?

Non, et sur ce point l'inventeur de la métallothérapie l'a souvent répété dans ses publications : « *A une maladie chronique, comme l'hystérie, il faut opposer un traitement chronique* » ; mais ce qu'il est important de retenir, c'est que le traitement interne, indiqué par les expériences métalloscopiques, a paru modifier, pendant toute sa durée, les manifestations diathésiques, et a acheminé les malades vers l'état de santé.

« Nous voici, Messieurs, arrivés au terme de notre travail. De nouvelles expériences, vous le voyez, sont venues confirmer une fois encore les résultats métalloscopiques exposés dans notre premier Rapport.

Les malades soumises au traitement interne, dont la base métallique avait été indiquée par la métalloscopie, ont paru retirer un notable avantage de ce traitement. Et cela dans des conditions telles, que votre Commission croit pouvoir encourager les recherches qui auront pour but la métallothérapie, ainsi qu'elle a été formulée par le Dr Burq.

Dans la période de *guérison apparente* des malades, traitées par des métaux à l'intérieur, il nous a été permis d'étudier avec détails l'*Anesthésie* et l'*Amyosthénie de retour*, déterminées par l'application du métal qui, donné à l'intérieur avait rendu aux malades la sensibilité et la force musculaire.

De plus, le hasard et l'induction nous ont permis de reconnaître et d'étudier les condidions de la fixation des phénomènes métalloscopiques et certaines conditions d'arrêt ou de non production de ces mêmes phénomènes.

Enfin, les expériences métalloscopiques et métallothérapiques, répétées par M. le professeur Charcot devant la Société de biologie, dans diverses communications sur l'achromatopsie hystérique, ont été une démonstration scientifique des faits avancés antérieurement par le Dr Burq.

En conséquence, votre Commission, s'appuyant sur les faits qu'elle a constatés, et sans se départir de la prudente réserve qu'elle s'est imposée, croit qu'il y a lieu d'encourager de nouvelles recherches métallothérapiques, et vous propose, comme elle l'a déjà fait dans son premier Rapport, d'inscrire les diverses communications de M. le Dr Burq sur la liste des mémoires admis au Concours du prix Ernest Godard. »

Ont signé : MM. Charcot, président.
Luys
et Dumontpallier, rapporteur.

Les conclusions de ce deuxième rapport et son insertion in extenso dans les comptes rendus furent adoptées sans opposition, ainsi que l'avaient été déjà celles de son aîné sur la métalloscopie, et peu de temps après la Société de biologie nous décernait, à l'unanimité, deux annuités du prix Godard, qui est le seul prix dont cette Société dispose.

Cette haute récompense de nos travaux fut sanctionnée successivement par une Citation à l'Académie des sciences, et par les suffrages de l'Académie de médecine, dans le concours du prix Barbier de la même année (1878).

« Justice nous était donc enfin rendue », comme il est dit dans les Rapports de l'honorable secrétaire général de la Société de biologie !...

Nous manquerions à tous nos devoirs si nous ne renouvelions ici l'expression de notre profonde reconnaissance envers l'auteur d'une œuvre qui témoigne si hautement d'un dévouement absolu aux intérêts de la science et de l'humanité, envers la Commission et la Société de biologie tout entière.

En présence de témoignages semblables, la métallothérapie ne pouvait point ne pas prendre enfin son essor.

Bientôt, en effet, ainsi qu'une traînée de poudre, elle fit irruption partout dans le monde savant, et s'imposa à l'attention des plus rebelles.

« Je vous félicite de ce *succès tout tardif qu'il est* », nous écrivait le vénérable M. Littré, qui jusqu'alors s'était montré particulièrement hostile à notre découverte, et l'avait niée absolument, en compagnie de son savant collaborateur au NOUVEAU NYSTEN, le professeur Robin, de l'Institut.

Nombre d'expérimentateurs en France, en Angleterre, en Allemagne, en Suisse, etc., et jusque dans le Nouveau-Monde, se mirent à l'œuvre, les uns pour contrôler notre découverte, les autres pour l'interpréter, ceux-ci pour l'exalter, ceux-là pour la rabaisser en lui opposant, qui les aimants, qui l'électricité statique oubliés, qui les courants électriques faibles, qui les actions thermiques, etc., etc.

Les revendications même ne lui ont pas fait défaut, et naguère nous étions obligé de livrer, dans le Lyon médical, une bataille rangée contre des confrères qui y avaient écrit et soutenu : « Que le Burquisme datait déjà de 1820, qu'il avait été découvert avant nous par A. Despine, ancien médecin des eaux d'Aix, en Savoie, et *n'était que sa doctrine régénérée et perfectionnée.* »

De tout cela il est né une masse de faits et de documents dont la liste seule serait impossible à dresser. Ce qui précède suffira, nous l'espérons, pour la démonstration que nous nous proposions de faire, savoir :

1° Que toute diminution permanente de la sensibilité

générale ou spéciale et des forces musculaires a pour conséquence fatale des désordres proportionnés, en sens inverse, du côté des fonctions de la vie de relation ou de la vie organique et un appauvrissement de l'organisme.

2° Que les métaux, quand ils sont appliqués ou administrés en conformité des lois et procédés du burquisme, sont, dans la majorité des cas, merveilleusement propres à rétablir l'équilibre détruit et à ramener toutes choses en bon état.

3° Que la vérité seule et une observation attentive présidèrent toujours à nos recherches, puisque tous les faits que nous signalions dès 1851, aussi bien que tous ceux qui suivirent, tous *sans exception*, ont été vérifiés et tenus pour vrais par la commission de la Société de biologie, que si nous pêchâmes en quelque chose, ce fut de ne point oser assez, et par conséquent, que nous avons tout droit d'espérer que nos nouvelles observations sur la question du diabète trouveront créance, bien que plusieurs ne portent point d'autre estampille que la nôtre.

Ceci dit, entrons sans plus tarder dans le vif de notre sujet.

LE DIABÈTE
SA NATURE
ET SA SIMILITUDE AVEC LES NÉVROSES

La question du diabète a été traitée si magistralement par différents auteurs jusque dans ses plus petits détails, elle a été le sujet de monographies si complètes que prétendre venir retracer encore, d'une manière plus ou moins heureuse, l'histoire de cette maladie, son mode d'évolution, sa marche et ses symptômes, les doctrines qui ont régné sur la formation du sucre et les procédés divers pour en reconnaître la présence, les nombreux traitements qui lui ont été opposés, ce serait avoir peu souci de son temps.

Aussi ne nous attarderons-nous pas à faire ici œuvre de compilation, et à nous donner des airs faciles d'érudit.

Parlant pour des intéressés, confrères et malades, qui n'ont point oublié la fable où le fameux grain de mil vient en si bonne place, nous renverrons ceux qui veulent connaître le sujet en toutes ses parties aux ouvrages spéciaux, et nous nous en tiendrons nous à la question pratique, aux faits que nous avons observés personnellement.

Nous ferons exception seulement pour ce qui concerne la nature du diabète, parce que sur cette question nous avons à dire des choses qui, si elles ne sont pas toutes absolument nouvelles, n'ont été encore jamais dites ou affirmées de la même façon. Si nous sommes assez heureux pour parvenir à démontrer qu'il existe dans la symptomatologie, aussi bien que dans l'étiologie, les liens de parenté la plus proche entre certaines formes de diabète et les névroses que guérissent les métaux, nous aurons par là même établi déjà les présomptions les plus favorables en faveur du traitement que nous prétendons instituer.

Le diabète, en sa forme la plus commune, est pour nous une névrose, mais une névrose qui, au lieu de borner ses atteintes principales du côté du système nerveux de la vie de relation, frappe surtout les nerfs de la vie organique. De là les troubles trophiques qui caractérisent cette affection, et qui sont l'exception dans les simples névroses ; de là les combustions insuffisantes de matières amylacées, d'où naît le sucre éliminé par l'organisme. Cette sécrétion anormale est, à nos yeux, comme la leucorrhée dans la chlorose qui accompagne si souvent les névroses de la sensibilité chez la femme. Quant à la symptomatologie objective du diabète, elle ne diffère guère de celle des névroses que par son degré d'atténuation. De plus, rien de moins rare que de voir des transformations de névroses en diabète et de diabète en névrose, témoigner aussi de leur parenté de fait, sinon d'origine.

Un coup d'œil rapide jeté sur la littérature médicale du diabète fournira déjà plus d'une preuve à l'appui de notre manière de comprendre cette affection.

SYMPTOMATOLOGIE.

Depuis longtemps les auteurs ont signalé les rapports

du diabète avec divers états nerveux, tels que l'asthme, l'hypochondrie, les névralgies, etc., etc.

Henry Marsh a rencontré le diabète chez beaucoup de gens qui n'avaient que des troubles dyspeptiques et nerveux.

L'alternance réciproque du diabète et des névroses diverses est chose commune.

Marchal de Calvi, Durand Fardel, Lécorché, etc., signalent des céphalalgies persistantes, durant des années, avant de faire place à la glycosurie, des névralgies, des sciatiques, des vertiges avec bourdonnements d'oreilles, des troubles de la vue, des tremblements, et enfin des troubles intellectuels et moraux.

Tantôt ces symptômes coïncident ; tantôt ils alternent avec le diabète. « On voit, dit Durand Fardel, apparaître le diabète chez des individus névropathiques, irritables, à affections vives, sujets à des névroses et même à des névroses hystériformes.

« Une circonstance assez remarquable, c'est que je n'ai guère rencontré un semblable type que chez des hommes. »

Marchal de Calvi a vu chez des descendants de diabétiques, des attaques de nerfs, un tremblement des mains, des frayeurs allant jusqu'à la manie.

Trousseau rapporte que le père d'un polyurique, diabétique lui-même, vit la glycosurie cesser subitement et définitivement le jour où il fut frappé d'accidents cérébraux.

Andral, dans une note lue à l'Académie des sciences en 1875, cite deux individus qui, avant de devenir diabétiques, avaient été, l'un épileptique, et l'autre paraplégique.

L'hypochondrie est quelquefois un des premiers symptômes de la maladie.

Sugen a observé parmi les ascendants de diabétiques, un grand nombre d'individus ayant succombé à des affections cérébrales. — « Des désordres notables dans les facultés intellectuelles ont été constatés dans quelques cas. » (Monneret et Fleury.)

M. Cohen a publié dans les Archives de médecine (1877) un mémoire remarquable sur les rapports de l'aliénation mentale et du diabète. Cet auteur cite des exemples de vésanies graves qui se sont améliorées d'une manière considérable à la suite de l'apparition du diabète.

« On observe, dit Richardson, des anesthésies ou des hyperesthésies partielles, des névralgies qui affectent surtout les sciatiques et les intercostaux, des convulsions qui revêtent parfois le caractère épileptiforme. »

« Il n'est pas absolument rare, dit Trousseau, (p. 514, t. II de sa Clinique de l'Hôtel-Dieu), que le diabète sucré ne se traduise par aucun autre trouble morbide que des accidents nerveux bizarres, dont on ne saurait trouver la raison d'être ailleurs, et dont la nature ne se révèle souvent que lorsque le hasard nous a fait découvrir dans les urines l'existence de la glycose...

« Dans ces cas, il n'existe ni polyurie, ni polydipsie, ni boulimie.

« Ces accidents nerveux bizarres consistent en une perversion, soit de la motilité, qui est diminuée, soit de la sensibilité, qui est quelquefois exaltée. »

Trousseau cite le cas d'une femme d'une soixantaine d'années, qui, tout en conservant les apparences d'une parfaite santé, se plaignait depuis trois ans d'éprouver dans tout le côté droit du corps des douleurs constantes qu'elle comparaît à des tiraillements, à des crampes, ne lui laissant pas de répit, s'exaspérant par le toucher et par le contact des vêtements, tandis qu'une pression un peu forte exercée sur les parties douloureuses ne produisait aucune sensation désagréable.

Un des symptômes nerveux les plus frappants du diabète sucré, c'est l'amblyopie.

« Il y en a deux formes : l'une légère et précoce, plus importante pour le diagnostic que pour le pronostic ; l'autre grave et tardive, imposant un pronostic sérieux soit pour elle-même, soit pour la maladie qui la produit.

« La forme légère n'est liée à aucune altération rétinienne ; elle dépend, selon Von Graefe, d'une simple parésie du muscle de Brücke, d'une atonie du système d'accommodation. » (Jaccoud.)

« Il existe du côté de la vue de l'amblyopie, de la paralysie de la troisième et de la sixième paires, de la photophobie, des douleurs périorbitaires en même temps qu'une anesthésie complète de la cornée. » (Galezowski, Société de biologie, séance du 28 décembre 1878.)

On a observé des paralysies diverses. Marchal de Calvi a noté la paraplégie, et il n'est point un médecin qui n'ait eu cent fois occasion de constater une amyosthénie plus ou moins proche de la parésie.

Les facultés génésiques, souvent exaltées au début de la glycosurie, s'affaiblissent et se perdent complètement. Chez la femme, on observe l'aménorrhée ou la dysménorrhée et la stérilité qui sont de règle dans l'hystérie.

Les diabétiques présentent, ainsi que les névropathiques, une diminution de la température qui contraste avec les sensations subjectives de chaleur ardente dont ils se plaignent habituellement.

Donné a vu la température tomber au-dessous de 36°. Jordano, Griesinger, Rosenstein l'ont trouvée entre 35° et 36°.

Vogel a noté plusieurs fois le chiffre de 34°.

D'après Jaccoud, cet abaissement de température

(athermie) ne s'observerait que quand les malades commencent à maigrir.

L'athermie des diabétiques s'accompagne aussi d'une diminution proportionnelle dans la circulation capillaire. Les piqûres saignent peu, la peau devient sèche, écailleuse, et prend souvent l'aspect blafard qu'on observe chez les chlorotiques. Les éruptions dont elle devient si souvent le siège ont de la tendance à se perpétuer. Par contre, certaines parties deviennent le siège de sécrétions anormales qui ont une odeur sui generis, ainsi que chez nombre d'hystériques.

Les fonctions digestives sont promptes aussi à s'altérer chez les diabétiques. Ils perdent l'appétit, deviennent dyspeptiques d'abord, puis gastralgiques. D'autres fois l'anorexie fait place à de la boulimie. Ils sont alors près de ressembler à certaine jeune fille hystérique de notre connaissance, qui mangeait jusqu'à quatre gigots ou bien quatre dindonneaux par jour, et y ajoutait encore, de temps en temps, un litre ou deux de révalescière « pour remplir les vides de son estomac », nous disait son père. Ils sont également sujets à des alternatives de relâchement et de constipation opiniâtre dues à une extension de l'amyotshénie à la tunique musculeuse des viscères.

Etiologie. — Parmi les causes déterminantes, il faut noter pour le diabète, comme pour les névroses, les chagrins, les émotions morales, et surtout le défaut d'exercice, qui a pour conséquence fatale l'affaiblissement du système musculaire. C'est, en effet dans les professions sédentaires, chez les magistrats, les notaires, les financiers et chez les médecins, qui n'exercent guère que dans leur cabinet, etc., que l'on rencontre le plus de gens atteints de cette maladie. D'autre part, ne sait-on pas que les lésions de certaines parties de l'encéphale ou même de simples commotions de cet organe engendrent le diabète? Les expériences célèbres de Claude Bernard, qui a rendu diabétiques des animaux en leur piquant le plancher du quatrième ventricule du cerveau, ne laissent subsister aucun doute quant à l'influence directe du système nerveux sur la production du sucre dans l'économie.

Nous pourrions étendre singulièrement ce mode de démonstration, mais nous devons en avoir dit assez pour établir les liens de parenté que nous disions exister entre les affections mises en parallèle, et légitimer cette conclusion qui en découle naturellement : Que tout moyen qui peut avoir raison des névroses a les plus grandes chances de se montrer non moins efficace contre les formes de diabète qui s'en rapprochent le plus.

Passons maintenant aux observations. On y verra le thermomètre, l'esthésiomètre et le dynamomètre jouer le même rôle et rendre les mêmes services que dans les névroses, et les métaux se comporter absolument de même que s'il s'agissait de chlorotiques, au lieu de diabétiques.

TRAITEMENT DU DIABÈTE

ET DE LA CACHEXIE ALCALINE

PAR LES MÉTAUX

OBSERVATIONS.

Au cours de la saison thermale de 1871, nous faisions paraître à Vichy deux brochures intitulées, l'une: *Traitement des maladies nerveuses, de la chloro-anémie et du diabète par les métaux et les eaux minérales qui en contiennent*; et l'autre :

Traitement du diabète par les métaux associés aux eaux de Vichy. Lettre d'un diabétique, traité avec succès par l'oxyde de zinc.

Dans la première, nous disions :

« La métallothérapie n'est point une panacée, nous l'avons dit cent fois et nous ne saurions trop le répéter. Elle n'est pas non plus infaillible, même lorsqu'elle est le mieux indiquée par l'opération qui doit toujours la précéder, la *métalloscopie* ; mais dans nombre de maladies du système nerveux, dans l'hystérie surtout, ainsi que dans tous les troubles qui en sont comme le corollaire obligé, et qui constituent cet état si complexe désigné par les auteurs sous le nom de chlorose ou de chloro-anémie, les métaux, soit *extra*, soit *intus*, guérissent ou soulagent le plus souvent : voilà à cette heure le fait vrai, indéniable.

Mais l'action, tant de la métallothérapie externe que de la métallothérapie interne, est-elle bornée à ces affections ? Ne peut-elle rien prétendre au delà ?

Quand on est témoin des modifications si profondes imprimées à l'organisme par les métaux administrés intérieurement ou simplement appliqués à l'extérieur, suivant la méthode rationnelle qui constitue la métallothérapie ; quand, sous l'influence de quelques doses de fer, de cuivre, de zinc, d'or, etc., employés à l'état d'oxyde ou de sel insoluble, ou même de simples applications des mêmes métaux, l'on voit la sensibilité générale et spéciale, les forces musculaires, la circulation, la nutrition, etc., se modifier si heureusement et si vite ; quand on voit ces agents rétablir les menstrues troublées ou absentes depuis des mois, des années même, tarir les hypersécrétions de toute nature, faire cesser les flux leucorrhéiques les plus opiniâtres, rendre aux urines leur densité et leur volume normal, rétablir la perspiration cutanée, imprimer une activité nouvelle aux fonctions digestives, faire manger et digérer les malades, etc., etc., et finalement restaurer la santé qui semblait la plus compromise, ne peut-on rien espérer des mêmes moyens dans le traitement de certaines affections diathésiques qui ont avec les névroses de si nombreux points de ressemblance dans la symptomatologie et jusque dans l'étiologie, et qui, comme elles, ne paraissent offrir à leur origine que des lésions de fonctions ? Nous voulons parler surtout du diabète.

Certains faits de guérison par l'arsenic, l'uranium (azotate d'urane) et l'aluminium (alun) auraient déjà répondu le contraire et demandent, en tous cas, que de nouvelles expériences soient entreprises...

Ne pourrait-on aussi, pour les mêmes motifs, avoir recours aux métaux pour ajouter aux eaux alcalines, si particulièrement en usage contre cette affection, un adjuvant et un correctif tout à la fois, c'est-à-dire un moyen d'augmenter leur action curative, d'une part, et de l'autre, de mettre les malades à l'abri des *Incidents de la médication alcaline*, observés par notre très compétent confrère le Dr Durand, de Lunel? »

Au moment où nous écrivions ces lignes, nous avions déjà par devers nous des observations qui, on le verra, eussent pu nous rendre plus affirmatifs.

Peut-être un chapitre spécial sur la question, tant controversée, de la cachexie alcaline serait-il ici à sa place, mais nous préférons agir à la façon de ce philosophe qui démontrait le mouvement en se mettant à marcher.

Donnons d'abord la parole au distingué confrère dont nous avons parlé, le Dr Gaudin.

« Sauf de très rares exceptions, déterminées par un état pléthorique trop prononcé, j'envoie tous mes diabétiques, hommes et femmes, boire à la source Lardy. Sur un tiers ou tout au moins sur un quart de ces malades, les eaux de cette source m'ont donné de bons résultats. J'en ai actuellement 7, dont 3 femmes, en voie d'amélioration.

« Au nombre des succès que j'ai obtenus par les eaux alcalines ferrugineuses, je citerai particulièrement les trois cas suivants :

« 1° M. B..., 56 ans, négociant dégustateur à Cognac, vint à Vichy en 1869. Le diabète devait durer depuis deux ans. Il avait 48 grammes de sucre. A la fin de la saison, il n'en conservait que des traces.

« En 1870, 45 grammes à l'arrivée; rien au départ.

« L'hiver, régime reconstituant, ferrugineux (élixir Bernard) et férocement tonique, si bien que, ces jours derniers, congestion cérébrale suivie d'une déviation de la bouche.

« Cinq analyses faites depuis la saison n'ont pas donné de sucre.

« 2° M. G..., 25 ans, vu pour la première fois en 1869. Déchaussement des dents, faiblesse musculaire, amaigrissement très rapide, sens génital conservé, peu de soif : 28 grammes de sucre à l'arrivée; 4 grammes au départ.

« Revenu en 1870 avec 40 gr.; reparti, au bout de quinze jours, n'ayant plus de sucre.

« 3° Mme C..., propriétaire, 56 ans. Venait à Vichy depuis cinq ans lorsque je la vis en 1869. Elle avait passé par les furoncles, les anthrax, l'infiltration des extrémités, le déchaussement des dents, l'affaiblissement de la vue; ses forces étaient perdues; elle se traînait.

« Arrivée en 1869 avec 65 grammes de sucre par litre d'urine, elle repartit n'en ayant plus que 25.

« En 1870, elle a quitté Vichy avec 17 grammes.

« En 1872, la malade avait engraissé et repris toutes les apparences de la santé. »

Si l'on veut bien songer que les sensibilités fer sont par rapport à toutes les autres ensemble, environ comme 1 est à 4 ou 3 1/2, ce qui fait que, sur 100 chlorotiques traités au hasard par les préparations martiales, 25 à 30 en bénéficient toujours plus ou moins, les succès obtenus par M. le Dr Gaudin s'expliqueront aussi bien que leur limitation.

Rapprochant ces observations de celle du diabétique qui le premier avait éveillé notre attention, et qui n'était autre que notre vieux père, n'étions-nous pas autorisé déjà à conclure : que tous les diabétiques qui se trouvaient bien des eaux de Vichy étaient vraisemblablement des sujets sensibles au fer que plusieurs des sources de cette station contiennent plus ou moins, ou sinon sensibles à l'arsenic, qui existe dans la plupart en quantité infime, c'est vrai, mais suffisante encore pour agir, l'expérience ayant démontré que pas besoin n'était que les métaux fussent donnés à de hautes doses pour guérir, témoin, par exemple, l'efficacité en certains cas très réelle des eaux de Saint-Christau qui ne contiennent que 0 gr. 0003 de sel cuprique ?

Que s'il y en avait parfois d'aussi éprouvés à Vichy que l'avaient été notre père, quand il avait bu abondamment aux sources exclusivement alcalines, et la malade du Dr Gaudin, *qui se traînait*, cela tenait aussi sans doute à ce que les malades n'avaient point trouvé dans ces eaux le correctif qu'offrent les sources ferrugineuses ou arsenicales aux diabétiques sensibles au fer ou à l'arsenic.

Que ce n'était point sans raison que l'on avait introduit à Vichy l'usage des verres gradués, et que tous les médecins y emploient concuremment la douche froide, qui est un moyen si propre à servir lui-même de correctif à l'alcalinité des eaux, puis envoient généralement leurs malades boire au puits Lardy, dans la dernière semaine de leur cure.

Que si les eaux de Vichy ne guérissent pas plus souvent et plus efficacement le diabète que le fer, quoi qu'on en dise, ne guérit la chlorose, cela tenait absolument aux mêmes causes.

Enfin que, pour obtenir les mêmes bons résultats chez les diabétiques sensibles à un autre métal que le fer, il devait suffire de faire pour eux ce que nous avions fait pour les chlorotiques traitées très inutilement et point toujours sans dommage pour leur santé par les préparations martiales, que tant de gens sont intéressés à vanter à tout propos, nous voulons dire d'ajouter aux eaux sans métal de cette station, telles que celles de l'*Hôpital*, par exemple, le nécessaire pour en faire des eaux alcalines *cupriques*, *zinciques*, *auriques*, *argentiques*, etc., suivant les malades, et point du tout suivant les cas.

Jusqu'à quel point ces conclusions de simples vues de l'esprit, qu'elles étaient d'abord, devinrent-elles des réalités? Nous laisserons aux faits qui vont suivre le soin de répondre.

L'observation de notre père étant la première en date, sinon la plus importante, c'est par elle que nous commencerons notre démonstration.

Viendront après treize observations, savoir : quatre de diabétiques envoyés de l'hôpital militaire par M. Barudel.

Trois qui ont pour sujets des confrères qui les ont eux-mêmes rédigées.

Deux recueillies, l'une sur un ancien préfet, et, l'autre, sur un ancien magistrat, qui en ont écrit aussi la plus grande partie.

Et quatre de divers autres malades. Ce sont les seules qui, avec celle de notre père, ne comportent point d'autre témoignage que le nôtre.

Les sujets de ces observations étant tous des hommes, sauf deux, nous ne saurions tout à la fois mieux justifier les espérances nouvelles que nous avions conçues, et répondre par des arguments plus topiques à ceux qui se sont plu à dire que la métallothérapie ne trouvait son application que sur des femmes hystériques.

Afin d'abréger le plus possible, nous passerons sous silence les détails de l'examen métalloscopique auquel furent soumis tous les quatorze malades, et nous ne dirons sur toutes choses que l'indispensable.

1re OBSERVATION. — *Sensibilité fer. Diabète ancien traité par le fer associé aux eaux alcalines; succès, à la suite, de l'opération de la cataracte, et fin du malade seulement à l'âge de 84 ans révolus.*

M. Burq (père), ex-pharmacien, a toujours joui d'une excellente santé jusque vers l'année 1850, où il atteignit l'âge de 58 ans. A cette époque, apparition d'un sentiment de gêne dans la région du foie, et quelque temps après explosion de coliques hépatiques.

En 1854, à la suite d'une attaque plus violente, le Dr Arnal envoya à Vichy le malade, qui s'en trouva si bien qu'il prit l'habitude de renouveler sa cure chaque année, soit sur les lieux, soit à domicile, au moyen des eaux transportées. Celles dont il fit plus particulièrement usage, faisons-le déjà remarquer, aussi bien à Vichy que chez lui, furent les eaux de la Grande-Grille et de l'Hôpital, vers lesquelles notre ami Barthez, auquel nous l'avions adressé, l'avait tout d'abord dirigé.

Après deux ou trois saisons thermales, il ne fut presque jamais plus question d'affection du foie. Mais, en interrogeant avec soin nos souvenirs, il nous semble bien que notre père ne tarda point à être pris d'une certaine soif. Ce qu'il y a de certain, c'est qu'il eut de fréquentes gingivites, que ses dents se déchaussèrent, et qu'il les perdit toutes beaucoup plus tôt que n'autorisait à le faire prévoir la vigueur peu commune de sa constitution.

Vers le mois de mars 1859, il commença à s'apercevoir qu'il voyait moins bien de l'œil gauche. Un peu plus tard, cet œil se tacha de blanc; en 1862 et 1863, l'œil droit se prit à son tour, et la double cataracte marcha de telle façon que déjà, en 1864, il y avait cécité complète à gauche et diminution très grande de la vision à droite.

En 1865, en octobre, l'œil gauche fut opéré par extraction par le Dr Liebreich, assisté de notre ami A. Richard. Malgré l'iridectomie préalable, il survint une cataracte secondaire, et cet œil fut irrémédiablement perdu.

Entre temps, l'opéré finit par se plaindre d'une certaine faiblesse et altération. Comme il avait en outre sensiblement maigri et qu'il urinait plus que de coutume, on songea alors à examiner ses urines. L'analyse révéla qu'elles contenaient de 35 à 40 grammes de glycose par litre.

A partir de ce moment, le malade fut soumis au traitement classique du diabète : pain de gluten, abstinence le plus possible des féculents, viandes grillées, toniques, vin de Bordeaux et eaux de Vichy transportées, comme par le passé. Mais cette fois, ayant demandé à intervenir, nous fûmes d'avis qu'il bût par préférence de l'eau du puits Lardy, espérant qu'il pourrait peut-être bien bénéficier aussi du fer qui existe abondamment dans cette eau.

A la suite de ce traitement, les urines descendirent de 3 et 4 litres à 2 litres environ par jour, et le sucre au-dessous de 20/1000e; le malade reprit des forces et arriva à se trouver dans un état de santé relative assez satisfaisant pour que le Dr Liebreich, cédant à nos instances, se décidât à tenter une nouvelle opération sur l'œil droit.

Le 2 février 1867, le deuxième cristallin fut extrait d'emblée sans iridectomie.

Cette fois, les suites de l'opération furent des plus simples et des plus heureuses. La plaie faite à la cornée guérit promptement; il n'y eut aucune exsudation dans les milieux de l'œil, si bien que, vers la fin de la première semaine, l'opéré pouvait déjà voir parfaitement à se conduire, et même à lire avec les lunettes voulues.

La fin de 1857 et les deux années qui suivirent se passèrent sans encombre, malgré que le malade eût presque complètement abandonné tout régime et mis de côté le pain de gluten, qui lui était devenu odieux, grâce seulement à la continuation des eaux alcalines ferrugineuses, mi-partie naturelles et mi-partie artificielles, à raison d'environ 1 litre par jour.

Le commencement de l'année 1870 fut moins bon. A ce moment, notre père avait à peu près renoncé aux eaux factices, comme à celles transportées, se réservant, disait-il, pour faire au bon moment une nouvelle saison à Vichy, qui cette fois, il l'espérait bien, *serait la dernière par le soin qu'il y apporterait.*

Parti pour Vichy, fin juillet, il s'y tint en effet si bien parole, il but de son chef tant et plus à la Grande-Grille et à l'Hôpital, qui, depuis que Barthez les lui avait conseillées, avaient, malgré tout, conservé ses préférences, il prit tant de bains, et d'autre part il fréquenta si peu le puits Lardy dont les eaux styptiques étaient loin de flatter son goût au même degré, qu'il finit par perdre ses forces et tomber assez sérieusement malade dans les derniers jours d'août pour être forcé de s'aliter. Nous nous rendîmes alors auprès de lui.

L'abstention complète de toute médication thermale pendant une quinzaine, puis l'usage exclusif de l'eau de la source de Mesdames, d'abord, et plus tard de celle du puits Lardy, ne tardèrent point à permettre au malade d'aller et venir comme par le passé.

Mais entre temps Paris avait fermé ses portes. Heureusement que nous l'avions quitté non sans notre esthésiomètre, notre dynamomètre, et les quelques plaques de métaux indispensables pour l'examen métalloscopique. C'était assez pour nous aider à traverser cette triste époque, en attendant que les batailles livrées sur la Loire nous fournissent la douloureuse occasion de payer notre faible tribut à la patrie en deuil, en nous mettant aux ordres de l'Intendance pour aider au service des blessés dont Vichy reçut un grand nombre.

Notre premier sujet fut naturellement notre père.

Le 25 septembre, nous constations chez lui de l'amyosthénie, — pression à droite, 32 kilogrammes, et à gauche, 30 seulement, — de l'anesthésie, mais surtout de l'analgésie et une athermie très notable. Le thermomètre montait avec peine à 36° dans les mains fermées.

Divers métaux furent successivement appliqués à des jours différents, et, comme c'était à prévoir, c'est le fer qui seul agit.

En conséquence nons insistâmes plus que jamais sur les sources ferrugineuses, et, de temps en temps, nous y adjoignîmes le fer Quevenne pour nous permettre de diminuer la quantité d'alcalins, ou autoriser l'usage de la Grande-Grille. Notre père resta encore à Vichy quatorze mois. Durant tout ce temps, il but en moyenne, tous les jours, de 1 litre à 1 litre 1/2 d'eau, moitié à la Grande-Grille et moitié à la source Lardy, ou à la grotte des Célestins, et cependant jamais plus il ne lui survint ni *fatigue* ni *incident* d'aucune sorte.

En octobre, il rentra chez lui, à Charenton, portant superbement ses 78 ans, et n'urinant plus guère que 2 à 3 litres par vingt-quatre heures, qui contenaient à peine de 10 à 15 grammes de sucre.

On ne le revit plus à Vichy. Il se borna, par la suite, à se conduire comme il l'avait déjà fait antérieurement, à user un peu des eaux Lardy transportées, ou sinon à prendre à chaque repas deux bons verres d'eau alcaline ferrugineuse factice, et, quoiqu'il ne suivît aucun régime, qu'il continuât à manger à satiété du pain, croûte ou mie indistinctement, et des féculents de toute sorte, qu'il usât de café et de boissons sucrées comme personne, ce traitement seul suffit pour que le malade pût aller encore dix années. Il continua, il est vrai, à faire du sucre, mais modérément, et il resta toujours doué d'une puissance réactionnelle telle que, s'étant fait un jour en tombant sur une bordure en fer une plaie de plusieurs centimètres à la jambe, en avant de la crête du tibia, il en guérit parfaitement, comme il avait guéri de sa dernière plaie cornéenne en temps voulu. Il n'eut ni gangrène, ni anthrax, ni furoncles, et ce n'est que le 14 octobre 1877, à l'âge de 84 ans révolus, que le pauvre vieillard s'éteignit dans nos bras.

Réflexions. — L'observation que nous venons de rapporter n'intéresse pas moins les chirurgiens que les médecins. Si ces derniers ne sauraient ne point être frappés de la différence des effets suivant que les eaux alcalines furent prises toutes seules ou concurremment avec le fer, tant au point de vue de la glycosurie que de la cachexie alcaline, et de l'impunité avec laquelle le malade a pu se soustraire à tout régime dès qu'il eût commencé à prendre le métal qui lui convenait pour remonter son organisme et atténuer la déviation vitale en vertu de laquelle, suivant nous, il s'était mis à faire du sucre après avoir fait de la lithiase biliaire, comment, en effet, les chirurgiens eux-mêmes ne seraient-ils point impressionnés par ce fait considérable :

Qu'une deuxième opération de cataracte diabétique, chez un vieillard de 74 ans, atteint de cécité absolue depuis plus d'une année, a pu, après un traitement métallothérapique rationnel, donner d'emblée des résultats excellents, alors qu'une première, faite dans des conditions qui semblaient meilleures, en avait donné de défavorables? Ne ressort-il pas de là cet enseignement, que nous n'avons point hésité à formuler ainsi qu'il suit devant la Société de chirurgie, dans la séance du 11 février 1880 :

« Un diabétique à opérer étant donné, rechercher tout d'abord, à l'aide d'un examen métalloscopique en règle, quel est le métal auquel il est sensible.

« Ce métal une fois trouvé, le lui administrer et ne procéder à l'opération, quelle qu'elle soit, qu'alors seulement qu'on aura ramené sa sensibilité et ses forces musculaires à l'état normal.

« Nous n'avons ici aucune expérience ni compétence personnelle, mais, par induction, nous nous croyons autorisé à dire : que, toutes choses étant égales d'ailleurs, plus le thermomètre, l'ésthésiomètre et le dynamomètre fourniront ensuite des cotes se rapprochant de la normale, plus les piqûres faites à la périphérie deviendront sanglantes, et plus alors les résultats de l'opération seront assurés, et moins ils se feront attendre. »

Passons maintenant aux malades de l'hôpital militaire :

2° OBSERVATION. — *Sensibilité zinc. Diabète, datant de cinq années, traité avec succès par l'oxyde de zinc associé d'abord aux eaux de Vichy, puis employé seul.*

M. de S..., capitaine d'infanterie, âgé de 48 ans, diabétique depuis l'année 1866.

Traité antérieurement, d'abord par les eaux de Vichy transportées, puis par trois saisons successives à Vichy, par l'azotate d'urane et l'abstinence continue de féculents.

La médication alcaline paraît avoir eu une influence favorable sur la glycosurie. Mais l'amélioration n'a été que momentanée et n'a jamais été acquise sans déterminer une faiblesse et une anémie des plus marquées.

Voici des extraits de l'observation écrite presque en entier par le malade lui-même.

« Le 1er mai, je fus hospitalisé à l'établissement thermal militaire de Vichy. Le médecin était alors M. Durand (de Luncl) qui me prescrivit d'abord l'eau des Célestins. Mais, au bout de quelque temps, ma faiblesse étant devenue excessive (j'étais anémique), il m'ordonna de quitter les Célestins pour le puits Lardy. Je quittai Vichy le 15 juin n'ayant plus de sucre, mais très anémique. Malgré le régime sévère auquel je m'étais astreint, au bout d'un mois environ, le sucre recommença à paraître.

« En 1869, j'étais plus diabétique que jamais. Je repartis pour Vichy. J'avais, en y arrivant, 50 grammes de sucre par litre d'urine. Au moment de mon départ, il n'en restait plus que des traces. Je suis arrivé cette année (1871) à Vichy, le 22 juin, avec 43 grammes.

« Le jour même où j'étais adressé à M. le Dr Burq par M. le Dr Barudel, mon état s'était déjà amélioré, *mais j'étais devenu très faible* ».

Reconnu sensible au zinc, — ce métal faisait monter à droite la force musculaire à 57 k. et peu après la faisait descendre à 44 k. — M. de S... prend, à partir du 4 juillet, 3 pilules d'oxyde de zinc de 0 gr. 06, associés au traitement thermal, et, dès le quatrième jour, M. de S... écrivait :

« Le traitement par le zinc m'a déjà rendu aujourd'hui, 7 juillet, une grande partie de mes forces. Sans lui, ajoutait-il familièrement, *je me traînerais à quatre pattes* ».

A ce moment, pression à droite 59 kil. et 51 kil. à gauche, au lieu de 49 kil. et 38 que marquait encore le dynamomètre le 3 juillet.

Le 9. Sensibilité et motilité normales; perspiration cutanée presque exagérée, soif à peu près nulle. Les urines, diminuées d'un bon tiers, étaient réduites à 2 litres par vingt-quatre heures et ne contenaient plus que 16/1000 de sucre.

Le 10. Suspension du traitement thermal.

Le 12. Départ du capitaine de S..., avec la prescription suivante :

1° Continuer les pilules sans eau minérale, à la dose de 4 par jour, pendant trois à quatre semaines.

2° Faire ensuite une saison de bains de mer, pendant laquelle rien autre.

3° Reprendre l'oxyde de zinc tout seul après les bains de mer.

Au bout de trois semaines, le 2 août, M. de S... nous écrivait de Boulogne-sur-Mer, une première fois le 2 août 1871 :

« *L'amélioration de mon état général est incroyable.* Mon appétit est bon, je digère très bien ; les forces génitales se sont améliorées. J'ai constaté ce matin que mes urines ne contenaient plus que des traces insignifiantes de sucre. Ce résultat est énorme, car j'ai quitté Vichy en ayant encore 16 grammes par litre.

« Je vais cesser momentanément les pilules pour prendre

exclusivement les bains de mer. J'en ai pris jusqu'ici 4 par jour. »

Une deuxième fois, le 5 octobre, il écrivait : « Je me demandais si le résultat que je vous signalais dans ma lettre du 2 août, était la suite du traitement métallothérapique ou un effet tardif des eaux. La suite m'a prouvé que cette dernière hypothèse était fausse.

« Du 2 au 31 août j'ai suspendu les pilules et pris 26 bains de mer.

« Le 1er septembre, j'ai constaté la réapparition du sucre, à raison de 12 grammes par litre. J'ai cessé les bains et repris mes pilules de zinc (sans eau minérale). Aujourd'hui même (17), je ne retrouve plus que des traces de sucre. Cette expérience est concluante.

« Les effets du zinc sur mes forces sont toujours les mêmes. Je puis faire deux lieues sans trop de fatigue, ce qui m'eût été impossible auparavant.

« Je prends toujours 4 pilules par jour à 0 gr. 06.

« Capitaine de S... »

III° OBSERVATION. — *Sensibilité argent. Diabète grave traité avec succès par le chlorure d'argent, associé un moment à la source de l'hôpital.*

G..., 22 ans, fusilier au 55e de ligne.

Entré le 8 juin à l'hôpital militaire pour un diabète qui durait depuis quinze mois. Il avait été traité à l'hôpital de Niort ; mais on y avait cru seulement à une dysentérie, et ce n'est qu'en décembre dernier que le diabète fut reconnu. 60 grammes de sucre à l'arrivée, et deux jours après 55.

Il nous fut envoyé le 27 juin. Sa vue avait beaucoup faibli, ses dents branlaient ; ses gencives étaient toutes saignantes, il y avait de l'analgésie des deux côtés et de l'anesthésie à droite, la peau était sèche, terreuse, parcheminée, la température du creux des mains ne pouvait dépasser 34° à droite et 35° à gauche. Il y avait anaphrodisie complète, et les forces de cet homme, cultivateur de profession, ne marquaient plus que 32 kil. à droite et 30 à gauche.

A partir du 28 juin, et pendant que nous procédions à la recherche du métal approprié, qui en ce cas, n'a pas demandé moins de huit longues séances, G... était dirigé exclusivement par M. Barudel vers les sources Mesdames et Lardy et prenait tous les jours un bain d'eau minérale. Mais, loin d'en retirer de l'amélioration, son état s'aggravait, ses forces et sa vue baissaient encore; le dynamomètre ne marquait plus que 30 kil. des deux côtés, les urines augmentaient en quantité et continuaient à donner la même proportion de sucre 56/1000 (analyse de l'hôpital).

G..., reconnu enfin sensible à l'argent, ce métal lui est administré à partir du 5 juillet, sous forme de chlorure, avec les eaux de la source de l'hôpital (4 demi-verres, par jour seulement), d'abord à la dose de 4 cent., puis successivement de 8, 12, 16, 20 et 25 centigr.

Six jours après, le 10, l'amélioration était déjà manifeste; force de pression à droite, 50 k., à gauche, 45. Sensibilité presque normale.

Dans la nuit du 8 au 9, transpiration si abondante que le malade a été obligé de changer de linge; vue meilleure, dents moins branlantes.

Le 13 juillet, le volume des urines avait diminué d'un bon tiers, la glycose était descendne à 38/000, au lieu de 56/000. Les fonctions de la peau revenaient de plus en plus, l'amélioration de la vue s'était accentuée, les gencives ne saignaient plus, le facies avait repris une expression tout autre; pression à droite 50 kilog et à gauche 47.

Malheureusement le malade était, à cette date, arrivé à la fin de la saison réglementaire, et, le lendemain 14, il dût, à son grand regret comme au nôtre, rejoindre son régiment, emportant une ordonnance pour faire faire de nouvelles pilules d'argent.

A la saison suivante, ce pauvre diable, qui avait été réformé, nous revint en sabots des environs de Montluçon. Il était encore vivant, c'est tout ce que nous pûmes constater.

Réfexions. — Le cas du fusilier G... est d'autant plus remarquable qu'il était atteint de cette forme de diabète maigre à marche rapidement envahissante, quoique l'on fasse, et dont la tuberculose est chez beaucoup de sujets jeunes, comme lui,le terme fatal. Les succès de la métallothérapie ne sauraient être ici que l'exception.

Vᵉ Observation.— *Sensibilité cuivre. Diabete récent traité avec succès par le bioxyde de cuivre, associé à la source de l'Hôpital.*

M. B..., 48 ans, capitaine d'infanterie. Reconnu diabétique il y avait quinze mois. Prisonnier en Allemagne du 20 octobre au 20 avril 1871.

Un mois après son retour de captivité il fut envoyé à Vichy. L'analyse des urines, faite à l'hôpital, avait donné successivement 96, 72, 56 et tout en dernier 58 grammes de sucre par litre, lorsque, en juin, M. Barudel nous en voyace malade.

A ce moment la miction s'élevait encore à 4 et 5 litres par jour; soif persistante, baisse notable des forces; pression droite, 54 k.; gauche, 48 (M. B... était un colosse); sensibilité et perspiration cutanée très diminuées, et cependant le malade avait déjà bu abondamment à la source de Lardy.

Reconnu sensible au cuivre, le capitaine B... fut traité à partir du 3 juillet, par des pilules de bioxyde de cuivre, de 3 cent. et 1/2 chaque, et un verre de la source de l'Hôpital par-dessus. M. B... ne fut astreint à aucun régime, le pain de gluten fut supprimé et douze jours après, le 15 juillet, plus de sentiment de fatigue; pression dr. 62, et g. 54; sensibilité au-dessus de la normale (les deux pointes de l'esthésiomètre étaient senties à l'avant-bras à un écartement de moins de 3 centimètres). Température des extrémités bonne, soif ordinaire, et les urines, réduites à 2 litres par vingt-quatre heures, ne contenaient plus de sucre. La veille de son départ réglementaire, le capitaine B...

était arrivé à prendre 8 pilules en 2 fois, soit 0,26 cent. environ de bioxyde de cuivre, sans en éprouver le plus petit inconvénient.

Ve OBSERVATION. — *Sensibilité fer. Diabète grave traité avec succès, par deux fois, par le fer. Echec, dans l'intervalle, de l'arsenic administré concurremment avec les eaux de Vichy transportées.*

G..., 54 ans, poulieur à l'arsenal de Toulon, nous est envoyé le 22 juillet. Ce malade présente ceci de particulier, au point de vue de l'étiologie, qu'il était autrefois fort sujet à des crampes qui ont complètement disparu depuis son diabète.

L'affection a débuté chez G... par l'ébranlement et le déchaussement des dents ; la soif ne paraît s'être déclarée que bien après. Entré à l'hôpital de Saint-Mandrier il y fut traité pour le scorbut. On lui donna, entre autres choses, du vin de quinquina et tous les jours une petite cuillerée de fer (fer réduit probablement) au repas principal. Au bout de quatre mois de ce traitement métallothérapique inconscient, G... put reprendre son travail. Mais, une fois rentré à l'arsenal, plus de poudre de fer et, deux mois ne s'étaient point encore écoulés, que G... dut reprendre le chemin de Saint-Mandrier. A ce moment la soif était grande et les urines étaient montées jusqu'à 16 litres. Le médecin traitant y constata l'existence de 18/1000 de glycose.

G... fut traité par les eaux de Vichy transportées (Grande-Grille ou Hôpital) et par l'arsenic, et non plus par le fer. Cette fois son état ne fit qu'empirer, il perdit absolument ses forces, sa peau devint sèche, rugueuse, comme parcheminée, la miction s'accrut à tel point que G... devait se lever jusqu'à vingt fois par nuit pour vider sa vessie, et il finit par survenir une grande enflure des jambes et de la partie inférieure du tronc. Au bout de cinq mois, le malade fut dirigé sur Vichy où il arriva le 16 juillet dans le plus triste état. Le lendemain 17, on notait à l'hôpital militaire que les urines rendues par vintg-quatre heures (depuis l'enflure la quantité en avait diminué de moitié) n'étaient point au-dessous de 8 à 10 litres, et qu'elles contenaient 66/1000 de sucre.

C'est le 27 seulement que G... nous fut envoyé par M. Barudel. Sa situation était à peu près restée la même.

Jusque-là G... n'avait encore bu qu'à la Grande-Grille et à l'Hôpital, et un peu aux Célestins le soir.

Amyosthénie : pression à droite 30 kil., et à gauche 25 kil. seulement.

L'examen métalloscopique ne fut pas long à faire. Chez G..., ainsi que nous devions nous y attendre, d'après les bons effets du fer administré lorsqu'on avait cru avoir affaire au scorbut, le résultat fut *Sensibilité fer*.

En conséquence, à partir du 1er août, G... est envoyé à la source Lardy, où il n'avait point encore bu. Sur nos indications il reçoit, en outre, à l'hôpital, tous les jours, deux doses de fer Quévenne. Nous lui permettons l'usage du pain et, dès le 5, diminution notable des urines, abaissement de la glycosurie à 36/1000 (analyse de l'hôpital).

Le 8. Amendement de la soif et de la sécheresse de la bouche. Urines plus colorées, retour notable de la sensibilité et de la perspiration cutanée. Aspect général bien meilleur.

Le 16. Plus d'analgésie. Pression droite 42 kil., gauche 40; l'enflure des jambes a disparu et les urines sont réduites à 4 litres par jour, malgré l'adjonction du vin scillitique au traitement.

Le 28. Sensibilité normale. Pression droite 46, gauche 41. Les urines sont aux environs de 3 litres 1/2 et ne contiennent plus que 30/1000 de sucre (analyse de l'hôpital).

Nous voudrions pour ce malade une prolongation de séjour, mais le règlement est là qui s'y oppose et G... reprend ce jour-là le chemin de fer qui l'avait amené de Toulon.

Réflexions. — Avant de passer outre, il est bon que nous fassions remarquer que, lors de notre passage à

Vichy, il fut question de ces quatre malades dans les deux publications dont nous avons parlé, et qu'au vu et su de l'honorable confrère qui nous les avait adressés, nous disions dans l'une d'elles :

« A peine les métaux avaient-ils été administrés, que l'un des malades (le capitaine de S...) y gagnait 20 kil. de force, et un autre (le fusilier G...) 17 kil. Chez le premier, la sensibilité très diminuée avait complètement reparu dès la sixième pilule de zinc.

« ..... Sur la question du sucre éliminé nous sommes encore trop près du début du traitement pour en rien dire ; nous attendrons. Mais le fait capital de l'efficacité des métaux pour la reconstitution des forces et pour combattre les tendances à la cachexie alcaline, corroboré d'ailleurs par d'autres observations (celles relatives à notre père et aux malades du Dr Gaudin), reste acquis, et désormais nos confrères de Vichy pourront, s'ils le veulent, rayer le plus souvent du chapitre des accidents consécutifs la dépression vitale qui suit, dans tant de cas, le traitement par les eaux héroïques de cette station. »

L'authenticité des faits ne pouvant ici être révoquée en doute, car, outre la publication à son heure dont nous venons de parler, ils revêtent un caractère en quelque sorte officiel, en raison de ce qu'ils furent constatés par notre très autorisé confrère le Dr Barudel, et probablement consignés sur les feuilles d'entrée et de sortie de l'hôpital, comment dès lors ne pas être frappé des résultats obtenus chez ces quatre malades, de même que s'il se fût agi de simples névroses et avec le même *modus faciendi*, savoir : modifications tout d'abord des troubles nerveux périphériques, c'est-à-dire rétablissement du côté de la peau de la sensibilité, de la chaleur, de la transpiration ; relèvement des forces musculaires, etc., et consécutivement cessation ou sinon atténuation de la glycosurie, [tout aussi bien que de la leucorrhée dans la chlorose, lorsqu'elle est traitée par un métal approprié ?

Comment aussi passer indifférent devant le fait de ce pauvre poulieur G..., mort probablement de son diabète peu après être sorti de nos mains, à moins qu'il n'ait eu la chance, suprême alors, de tomber dans les mains d'un croyant à la métallothérapie, qui, grâce à une erreur de diagnostic, commence par *guérir* une première fois de son diabète, — nous donnons ici au mot guérir la seule valeur relative qu'il puisse avoir,— par l'administration du fer; qui ayant rechuté, après en avoir suspendu l'usage, va ensuite de mal en pis sous l'influence du traitement par un autre métal, l'arsenic, aidé cependant des eaux de Vichy transportées de la Grande-Grille ou de l'Hôpital, et ne tire pas plus d'avantages de ces mêmes eaux prises sur les lieux ; puis, qui, une fois confié à notre direction, ne tarde point à bénéficier encore du fer administré en conformité de sa sensibilité métallique propre, déduite des bons effets antérieurs de ce métal et démontrée rigousement par l'examen métalloscopique ?

Et comment déjà ne pas se poser cette question : Le principe dominant des eaux de Vichy, l'alcalinité, rend-il réellement aussi peu de services que le disent très nettement les lignes suivantes que nous extrayons de l'article ALCALINS du Dictionnaire de Jaccoud?

« Ni les thermes alcalins, ni l'usage continu du carbonate de soude ne modifient la glycosurie. Le régime hygiénique seul, jusqu'à ce jour, la suspend momentanément. Nous pourrions citer nos propres observations à cet égard. Nous préférons rappeler un travail sorti de la clinique de Tubingue, sous la direction du Dr Griesinger, où la médication alcaline, essayée successivement avec le régime classique et le régime féculent, a donné pour conclusions : *l'absence totale d'influence thérapeutique du bicarbonate de soude.* Il est difficile d'asseoir une conclusion sur un travail plus exact. » (Hirtz.)

Mais poursuivons l'exposition des faits et donnons d'abord la parole aux confrères qui nous firent l'honneur de nous consulter.

VIe OBSERVATION. — *Sensibilité fer. Diabète, datant de trois années, traité avec succès par le fer associé à la médication alcaline.*

« Je suis fils de diabétique et diabétique moi-même certainement depuis le mois de juin 1868, et probablement depuis une époque antérieure. Au moment où mon diabète fut reconnu, je rendais 6 litres d'urine par 24 heures, qui contenaient 85 gr. de sucre par litre au saccharimètre; poids tombé de 116 kilogr. à 98.

Je me mis au régime et j'arrivai, en 1869, à Vichy n'urinant plus que 3 litres environ contenant de 15 à 18 gr. de sucre. Au bout de 30 jours de saison thermale, — notre confrère but surtout au puits Lardy et à la source des Célestins, — plus de sucre, toutes les fonctions se faisaient normalement.

Depuis l'hiver, peu de sucre, peu de soif, toutes les fonctions s'accomplissent bien, mais retour de la glycosurie avec les chaleurs. Cependant le poids est resté constamment le même à 111 kilogr., perte seulement de 5 kil. sur l'état primitif.

Arrivé cette année (1871) à Vichy le 7 juillet, le traitement thermal, toujours surtout par les eaux du puits Lardy, amena une rapide amélioration. Le sucre descendit de 50 gr. à 25 en quelques jours.

12 juillet. A l'examen du docteur Burq, *Sensibilité fer.*

A partir du 13, l'eau de la source de Mesdames et de Lardy fut plus particulièrement prise et j'y ajoutai 5 cent. de fer réduit, chaque jour.

Le 20. Il n'y avait plus dans mes urines que 2 gr. de sucre. La force était montée à droite à 54 kilogr., au lieu de 49, et à gauche à 48.

Le 29. Il n'en reste plus que des traces.

Vichy, le 29 juillet 1871.

G. B..., doct.-méd. à Verton (Charente). »

Réflexions. — Le docteur B... est un malade qui donne tort en apparence à la thèse de la cachexie alcaline. On pourrait aussi trouver dans son cas un argument en faveur du prétendu pouvoir reconstituant des eaux de Vichy. Mais que serait-il advenu à notre confrère s'il s'était borné à boire aux sources de la Grande-Grille ou de l'Hôpital ?

VII° Observation. — *Sensibilité cuivre. Diabète, datant de deux années, traité par le bioxyde de cuivre associé d'abord à la source de l'Hôpital, puis pris tout seul.*

Docteur B..., du Montêt-aux-Moines (Allier), 40 ans. Père profondément goutteux et graveleux. Douleurs rhumatismales, plus particulièrement sciatiques, depuis l'âge de 20 ans.

Diabétique depuis l'année 1869.

Causes déterminantes : violente émotion morale et traumatisme — coup de pied de cheval en pleine poitrine qui l'étendit sans connaissance.

Première saison à Vichy en 1870.

En août 1871, le docteur B... vient nous consulter. A ce moment il y avait de 20 à 25 millièmes de sucre dans ses urines, baisse notable des forces de toute nature, troubles de la vue, douleurs lombaires, anorexie, selles fétides, grand abattement moral.

Examen métalloscopique. — *Sensibilité cuivre.*

Traitement : tous les jours de 1 à 2 pilules de bioxyde de cuivre de 5 centigr. chaque concurremment avec un verre de la source de l'Hôpital.

Le docteur B... quitte Vichy dans les premiers jours de juillet, ayant pris de 60 à 70 pilules; son urine ne présentait plus à ce moment que des traces de sucre.

Malheureusement à sa rentrée le docteur B... se trouva aux prises avec une épidémie de cholérine dont il ne tarda pas lui-même à être victime. Il nous écrivait, à la date du 4 septembre: « Je n'ai pas de chance chez moi. Après avoir passé huit à dix jours dans un excellent état, j'ai été pris d'une diarrhée telle que j'ai dû mettre tout de côté pour la soigner. »

Rechute à la suite de la suspension des pilules de cuivre, malgré la reprise des eaux de Vichy transportées, découragement profond.

Sur nos instances, le docteur B... reprend le traitement par le cuivre fin janvier 1871.

Le 13 juin, il nous écrivait: « Je me suis très bien trouvé de janvier à mi-avril, si bien qu'espérant mieux encore j'ai porté la dose des pilules jusqu'à 9 par jour. » Cette exagération dans le traitement jointe à des fatigues exceptionnelles, « pendant quinze jours toutes mes nuits ont été troublées par un malade qu'il me fallait sonder toutes les 4 heures, » donna lieu à des accidents gastro-intestinaux qui obligèrent de nouveau le docteur B... à suspendre le traitement.

Nous le revîmes un instant en juin 1872. Il nous parut sensiblement mieux, il avait repris courage. A quoi le devait-il?

Aujourd'hui le docteur B... exerce à Vichy. Il proclame *urbi* et *orbi* qu'il s'est guéri au moyen de pilules qu'il vante comme une sorte de panacée contre le diabète. Quelle est la composition de ces pilules? Mystère! Mais, ce mystère, il serait aisé probablement à la métallothérapie de le percer, si elle y avait le moindre intérêt

Réflexions. — L'origine de la maladie est particulièrement à noter dans ce cas. Le poulieur G... avait eu antérieurement des crampes qui avaient disparu à la suite de son diabète. Chez le docteur B... ce sont des douleurs rhumatismales, et plus particulièrement des névralgies sciatiques, qui devancent l'affection. Il s'y montre sujet dès l'âge de 20 ans, et c'est seize ou dix-huit-huit ans après qu'il devient diabétique, à la suite d'une violente émotion morale. A partir de ce moment, le rhumatisme disparaît. Il ne reste plus que quelques douleurs sacro-lombaires.

Dans la huitième observation nous verrons s'opérer une substitution semblable, plus remarquable encore, à la suite d'un traitement hydrothérapique.

Un autre confrère, le docteur R..., de Caderousse, âgé de 59 ans, nous fit aussi l'honneur de nous consulter pour un diabète de faible intensité (10/1000 de glycosurie) doublé d'une affection rhumatismale. L'ayant trouvé sensible au cuivre, nous prescrivîmes ce métal *intus* et *extrà*. Dès les premières nuits, notre confrère urina moitié moins et dormit bien, mais il fut trop peu de jours sous notre direction pour que son observation ait quelque valeur pour ou contre le traitement que nous préconisons.

Notons seulement qu'ayant eu l'occasion, l'année suivante, de le revoir, le docteur R... nous apprit que, peu de temps après avoir quitté Vichy, sa maladie s'était transformée en lithiase biliaire, et que ses urines ne contenaient plus trace de sucre.

Reste une troisième observation de confrère, mais recueillie bien longtemps après à Paris et non à Vichy, et que pour cela nous avons dû reléguer tout à la fin.

VIIIe Observation. — *Sensibilité cuivre. Diabète, datant de quinze années, traité avec succès par le bioxyde de cuivre seul.*

En juillet, M. S..., ancien préfet, vint nous consulter pour une affection diabétique dont il a lui-même tracé remarquablement l'origine et les caractères en ces termes :

« J'ai toujours eu une vie régulière et n'ai jamais fait d'excès nuisibles.

De 20 à 30 ans, rien à noter que de violentes migraines et de légers lumbagos. De 30 à 35 ans migraines plus rares, mais douleurs de reins plus fortes et plus fréquentes. Trois coliques, dont deux hépatiques et une néphrétique. Urines troubles et tantôt épaisses, tantôt rouges, ardentes et briquetées. Dépôts fréquents d'acide urique.

Vers 35 ans, rhumatismes musculaires dans les membres, puis douleurs violentes et persistantes dans les lombes, qualifiées de rhumatisme sacro-lombaire, qui, durant quatre années, résistent à tous les moyens.

Chaque année se produit une nouvelle crise des plus aiguës, qui dure quinze à vingt jours. Six semaines d'hydrothérapie féroce pratiquée en plein hiver ont fini par me guérir radicalement.

Mais, peu après la disparition du rhumatisme, mes urines devinrent limpides et abondantes.

J'éprouvai une sécheresse marquée de la bouche, surtout après les repas, une soif habituelle que rien ne pouvait calmer, des ardeurs à la peau, des excitations pendant le sommeil et une très notable dépression morale et physique. Du reste, estomac et appétit toujours bons.

De 35 à 45 ans, cette situation prit un caractère plus accusé, et sa cause véritable, qui n'aurait point dû échapper à un esprit éclairé, fut toujours méconnue par divers médecins consultés jusqu'au jour, il y a cinq ans, où une crise du foie en amena un plus perspicace à faire l'examen des urines. L'existence du sucre fut alors constatée, et je fus mis en traitement par les eaux de Vichy transportées.

Au bout de huit jours la soif anormale avait cessé; mais l'amélioration n'eut pas de durée.

MM. Trousseau et Béhier consultés ajoutèrent au traitement alcalin des pilules de fer, d'opium et de valériane. Pas de changement. Entre temps, la mémoire s'affaiblit, surtout celle des noms propres et des mots techniques, les muscles mollirent et s'affaissèrent, particulièrement dans les membres inférieurs; les organes génitaux, repliés sur eux-mêmes, ne donnèrent plus lieu à des sensations, les gencives devinrent le siège d'une périostite, il y eut déchaussement, ébranlement puis carie des dents, dont la moitié a disparu, et exaltation du système nerveux. Le sommeil était agité, j'étais brisé par des spasmes. J'avais une sueur lipeuse d'une odeur fade, des urines abondantes, à peine colorées. Mon caractère a seul survécu au désastre. Je suis resté gai d'humeur et l'esprit éveillé.

Rien n'a pu enrayer le mal, malgré trois saisons faites à Vichy. Les deux premières fois, j'avais en y arrivant 50 grammes de sucre par litre d'urine et très peu en partant. Entre la deuxième saison et la troisième, c'est-à-dire depuis un an, je me suis peu soigné à raison des circonstances et préoccupations politiques. A peine ai-je bu quelques bouteilles de la source Saint-Yore. Quant au régime tracé par M. le professeur Bouchardat je m'y suis astreint moins que jamais (au début seulement j'ai fait usage pendant quelque temps du pain de gluten), et cependant je ne m'en suis pas plus mal trouvé.

Le pharmacien qui a examiné cette année mes urines n'y a trouvé que 25/1000 de sucre.

Depuis mon arrivée, il y a huit jours, j'ai été fidèle, comme toujours, aux sources de la Grande-grille et des Célestins, et j'ai pris bain le matin et douche froide le soir.

Quelle est la cause de cette maladie? — Une existence trop pleine de douceurs et de satisfactions matérielles, particulièrement du côté de la table, favorisée par un estomac sans pareil ; une vie de cabinet de vingt-cinq années, avec tendance au *dolce far niente*, mon éloignement pour tout exercice et tout déplacement ne sont probablement pas étrangers au manque d'équilibre qui a amené chez moi cette dégénérescence, ce désordre grave qui a nom de diabète, ennemi implacable avec lequel on est condamné à vivre et à mourir. »

Examen du malade. — M. S..., est âgé de 50 ans. Il ne présente aucune trace d'hérédité. De constitution sans pareille, et d'une conformation musculaire autrefois et encore aujourd'hui peu commune, malgré un amaigrissement notable, on ne dirait jamais à le voir que, depuis quinze années, il est aux prises avec l'ennemi qu'il vient de dire. Ses fonctions digestives se font bien, point d'appétit anormal, soif de médiocre intensité. Sa peau paraît fonctionner naturellement. La transpiration s'y fait bien et la sensibilité est affaiblie seulement du côté gauche, ou anesthésie légère.

15 juillet. La force musculaire marque 56 kil. à droite, et 48 à gauche. Deux jours après, le 17, elle était augmentée — pression droite 58 kil., gauche 51 kil. ; — mais par contre, ainsi que cela s'observe si souvent dans les névroses, la sensibilité avait beaucoup baissé ; les deux pointes de l'esthésiomètre n'étaient plus senties distinctement qu'à un écartement de 20 centimètres à droite, et de 10 centimètres à gauche.

Exploration métalloscopique.—L'insuccès des préparations de fer, prescrites antérieurement à M. S..., nous fait tout d'abord exclure ce métal de l'exploration. Le 17, la force musculaire et la sensibilité étant ce que nous venons de dire, nous appliquons le cuivre à droite et le zinc à gauche.

En moins de 10 minutes du côté du cuivre la température s'élève, la sensibilité devient vive et la force monte d'abord à 60 kilogr. ; puis, au bout d'une demi-heure, descend à 51 kilog., tandis qu'à gauche pas de changement.

Le cuivre reporté ensuite de ce côté à la place du zinc donne lieu, en assez peu de temps, aux mêmes phénomènes, et cela d'une façon si nette et si tranchée que nous n'hésitons point sur le choix du métal.

Nous prescrivons le bioxyde de cuivre en pilules à la dose successive de 10, 15, 20 et finalement de 30 centigr., mais après avis préalable de notre part, et, comme M. S... nous déclare qu'il ne peut rester plus longtemps à Vichy, mais qu'il y reviendra en septembre reprendre sa saison, et que nous ne somme point fâché de voir quels seront les résultats du cuivre employé seul, nous supprimons l'association des eaux transportées.

Le 21 juillet, départ de M. S.... Ses urines du matin, examinées sous nos yeux, contiennent encore 28/1000 de sucre, c'est à dire 3/1000 de plus qu'on n'en avait trouvé à l'arrivée.

Depuis, nous avons reçu de M. S... quatre lettres, dont extraits textuels ci-après.

1° 15 septembre. — « Mes occupations ne m'ont pas permis, à mon grand regret, de complèter ma saison de Vichy. Le cuivre, que je continue à raison de deux pilules par jour de 0 gr. 10, me fait du bien et me donne des forces. J'ai pris à cette heure 70 pilules, dont 20 à 10 cent. (en tout 4 gr. 50 de bioxyde). Un mois après mon départ de Vichy j'ai dû les interrompre. A cette époque je fus pris d'un dérangement d'estomac et d'entrailles qui ne m'était jamais arrivé et auquel le remède ne devait pas être étranger. Pour aller plus vite j'avais essayé de porter la dose à 4 pilules. »

2° 27 septembre. — « Ma santé est meilleure. Peu ou pas de soif, urines moins abondantes et plus colorées. Un peu plus de force musculaire. Appétit normal. Je continue les pilules. »

3° 13 décembre. — « La soif a disparu. Le sommeil est normal. Plus d'accidents du côté de la peau. Je n'urine que comme tout le monde, et l'urine a complètement changé de couleur, d'odeur et certainement de nature.

Au lieu d'être colorée à peine en jaune clair, d'avoir une odeur fade, miellassée, elle est rougeâtre et inodore ; et, au lieu de rester limpide, elle devient trouble, épaisse et terreuse comme si j'étais atteint de gravelle.

Depuis l'époque où l'amélioration a commencé à devenir sensible, c'est-à-dire depuis deux mois environ, l'amaigrissement s'est arrêté.

« *Ma maladie s'est donc métamorphosée et peut-être même s'est arrêtée.* »

4° 31 décembre. — « Mon état de santé persiste. Appétit régulier, sommeil normal, diminution de la quantité d'urine. Me couchant vers 11 heures, je n'éprouve pas le besoin d'uriner avant 9 ou 10 heures du matin.

La couleur des urines est toujours rougeâtre, et elles continuent à charrier beaucoup d'acide urique.

Je marche facilement et sans fatigue. La virilité semble même près de revenir.

Depuis 15 jours j'ai repris deux pilules par jour sans que mon estomac parût s'en apercevoir; elles sont de 10 centig. chaque. Il n'est donc pas étonnant que j'en fusse incommodé quand j'en prenais 4. »

M. S... était un de nos anciens camarades de collège. Nous avons eu occasion de le revoir, une fois entre autres, dans sa préfecture sous le ministère du 16 mai. Depuis longtemps il ne faisait plus rien que boire, de temps en temps, de l'eau de Vichy transportée (source Saint-Yorre). Il avait encore de la soif, il urinait de 2 à 3 litres, mais sa santé était relativement assez bonne pour qu'il ne s'inquiétât plus de la quantité de sucre qu'il pouvait bien encore faire, et ne voulut en rien savoir.

M. S... est mort, il y a deux ans, d'une pneumonie contractée à Vichy, où il avait pris sa retraite afin d'y avoir les eaux plus sous la main.

Réflexions. — L'origine de l'affection ne saurait être douteuse. Migraines, rhumatismes musculaires, douleurs lombaires, entretenus par une vie sédentaire, d'autant plus intempestive que M. de S... était doué d'une puissance musculaire hors ligne, voilà le début. Puis intervient un traitement hydrothérapique féroce qui a raison de la névrose, et voici venir en son lieu et place le diabète. M. S... se félicitait beaucoup de ce traitement; nous estimons, nous, qu'il eût beaucoup mieux fait de ne jamais l'entreprendre.

Notons en passant que chez M. S... l'application du cuivre a droite ne produisit rien à gauche, et que l'application simultanée du zinc de ce côté n'empêcha pas les effets du cuivre à droite. Pas de *transfert* non plus chez tous les autres malades, sauf chez le Dr M... (V. obs. XIV.)

IXe Observation. — *Sensibilité cuivre. Diabète, compliqué d'angine de poitrine, traité avec succès par le cuivre intus et extrà associé aux eaux de Vichy.*

M. S..., graveur dessinateur, domicilié à Paris, rue Grenéta, 47, est marié et père de plusieurs enfants bien portants. Il est âgé de 45 ans.

Pas d'hérédité diabétique. Mère nerveuse, morte d'une maladie du cœur à 67 ans.

Il est doué d'un tempérament nervoso-sanguin, dont la nervosité s'est exagérée de bonne heure sous l'influence de la vie sédentaire d'atelier. Vers l'âge de 15 ans ont commencé à paraître des migraines qui débutaient par un trouble de la vue, duraient vingt-quatre heures et revenaient à peu près tous les mois. Au bout de douze années environ, les douleurs de tête ont peu à peu diminué de fréquence, d'intensité et de durée et ont fini même par disparaître tout à fait. Mais, à leur place, M. S... a ressenti successivement des crampes d'estomac, des palpitations et des coliques nerveuses. Dans l'hiver de 1865 il y aurait eu, à la suite d'une forte contrariété, une violente attaque de nerfs, un peu semblable à une attaque d'hystérie, qui dura trente-six heures.

En juin 1868, M. S..., alors âgé de 42 ans, eut un abcès à l'anus, terminé par une fistule, et, une année plus tard, une forte inflammation des gencives suivie d'abcès multiples, de déchaussement, ébranlement et carie des dents.

Le 17 juillet 1869, opération de la fistule.

En février 1870, apparition des premiers symptômes d'une angine de poitrine.

Un traitement par les vésicatoires et le bromure de potassium ne produit que peu de soulagement. Les crises continuent; elles se renouvellent par les mouvements trop brusques ou ascensionnels, comme par les changements de température, et le coït les rend inévitables. Les urines, examinées chimiquement vers cette époque à raison de leur abondance, d'un certain amaigrissement, d'une soif notable et de l'état de la bouche, accusent déjà l'existence d'une notable quantité de sucre.

Au moment du siège, M. S... quitte Paris et se rend en Suisse. Ses accès d'*angor pectoris* y deviennent plus rares et moins douloureux; mais, à partir du mois d'avril, crampes, contractures, engourdissement dans les jambes, surtout celle de droite.

Le malade se sent toujours fatigué, il n'a plus d'entrain, ses forces vont diminuant de plus en plus, il perd sa virilité. Les accidents du côté de la bouche, — ulcérations des gencives, ébranlement et carie des dents, — redoublent. Les urines augmentent de fréquence et de quantité et deviennent plus claires. Un médecin de Genève, ayant à nouveau constaté en elles la présence du sucre, prescrit un traitement par les eaux de Vichy transportées et par l'arsenic.

Le malade suit ce traitement pendant quinze jours sans résultat, ce que voyant il se décide à venir à Vichy.

Vu le 7 août pour la première fois, nous recueillons de sa bouche les renseignements ci-dessus. Nous sommes témoins de son abattement et de sa vive inquiétude. Nous procédons à l'examen de la motilité et de la sensibilité. Nous trouvons pour la première 42 kilog. seulement de pression à droite, et 38 kilog. à gauche, et pour la seconde une insensibilité très prononcée, surtout dans le côté gauche.

La peau est sèche, elle transpire peu. Il y a de la soif et une augmentation notable de l'appétit qui oblige le malade à manger dès son lever. Sa digestion se fait bien du reste, à cela près qu'il existe une tendance diarrhéïque. Les urines sont abondantes (évaluées à 4 litres) et fréquentes; elles doivent être rendues, la nuit aussi bien que le jour, au moins toutes les trois heures. Celles du 8 au matin, soumises à l'analyse, donnent 66/1000 de glycose.

Exploration métalloscopique. Les 8 et 9. Sensibilité cuivre manifeste. Sous l'influence de l'application de ce métal, en moins de dix minutes, la sensibilité devient très vive, la force musculaire augmente et la colonne mercurielle de deux thermomètres, introduits simultanément dans des cylindres de métaux différents tenus à la main, marche toujours au début du côté du cuivre en avance de 1°, 5 à 2°.

Prescription. Pilules de bioxyde de cuivre à 0 gr. 04 2 par jour, suivies chacune de l'ingestion d'un verre de la source de l'Hôpital.

11 août. M. S... n'a encore pris que 5 pilules, et cependant déjà amélioration très notable de la sensibilité et des forces.

A partir de ce jour une troisième pilule le soir, et application, la nuit, d'une armature de cuivre tantôt sur la poitrine et tantôt sur les membres.

Le 15. Sensibilité normale à droite, un peu moindre à gauche. Pression droite, 46 kil., gauche, 41 kil.

Les jambes sont plus fortes. Transpiration naturelle le jour, et parfois d'une abondance extrême la nuit, surtout au niveau de l'armature.

Plus de soif immodérée; plus de faim-valles.

Les urines sont réduites à 2 litres par vingt-quatre heures.

Le malade ne se lève plus la nuit pour les rendre; mais pas d'amélioration encore du côté des organes génitaux.

D'autre part le cœur a cessé d'être oppressé, les symptômes d'angine de poitrine n'ont pas reparu.

Le 16. Jusqu'ici les pilules, dont le malade a déjà pris 17, ont été parfaitement tolérées, mais cette nuit elles ont donné lieu à quelques borborygmes suivis le matin d'une garderobe diarrhéique.

Prescription. 1 pilule aujourd'hui seulement et 2 les jours suivants, au lieu de 3; 2 verres de la source des Célestins, en plus des 2 verres de l'Hôpital, et une douche froide à la place du bain.

Le 17. Le dérangement de la veille s'est arrêté le jour même, et s'est borné à la selle que nous avons notée.

Il est survenu dans le dos et au pli des coudes une éruption papuleuse qui nous fait suspendre l'application de l'armature.

Le 19. Transpiration normale, soif nulle; les urines mesurées n'ont pas donné tout à fait 2 litres en 24 heures.

Celles de ce matin marquent 1,034 à l'aéromètre et ne contiennent plus que 23,5/1000 de sucre.

Sensibilité bonne. L'affection cardiaque paraît conjurée, mais la virilité reste toujours absente et les forces ne font plus de progrès ; depuis deux jours, il semble même que les jambes ont un peu perdu de ce qu'elles avaient gagné. Nous suspendons complètement les eaux à l'intérieur, et nous bornons le traitement à 2 pilules et à une douche par jour.

Le 21. Réapparition de la virilité.

Le 22. Sensibilité normale; pression droite, 47 kilogr., gauche, 40 kilogr., mais jambe droite encore faible ; soif et miction normales. Plus de faim inaccoutumée ; M. S... mange, comme tout le monde, aux heures habituelles et ne ressent aucun besoin entre les repas. Aucun symptôme cardiaque malgré la douche, si ce n'est dans l'acte du coït qui s'accompagne ordinairement d'un peu d'oppression. Nous faisons reprendre les applications métalliques de la nuit.

Le 26. L'amélioration a encore progressé.

Pression droite, 48 kilogr., gauche, 43 kilogr.; sensibilité parfaite.

Urines normales et toujours rien à noter du côté du cœur.

L'entrain est complètement revenu ; M. S... prend plaisir à travailler, et son sens génital est si bien réveillé que nous sommes obligé d'en réprimer les écarts.

Les gencives ne sont plus saignantes, soif nulle, les urines restent à environ 2 litres par 24 heures. Celles de ce matin ne contiennent plus que 21/1000 de sucre.

A cette heure M. S... a pris 38 pilules, représentant en tout 1 gr. 52 de bioxyde de cuivre.

Nous revenons à 3 et faisons reprendre l'usage interne et externe de l'eau minérale.

Le 31. L'amélioration se soutient. Nous forçons la dose du remède pour bien constater son innocuité.

5 septembre. Depuis 5 jours, M. S... prend par jour 16 centigr. de bioxyde, en 3 pilules.

Le 3. Les fèces ont molli, et cette nuit il y a eu quelques borborygmes suivis d'une selle liquide.

Cependant ni nausée, ni vomissement, et M. S... a pu déjeuner comme à l'ordinaire.

Nous le faisons redescendre à 2 pilules.

Le 10. Sensibilité normale. Pression droite, 48 kilogr., gauche 42 kilogr.

La virilité persiste. Reste encore de la faiblesse et de la douleur dans la jambe droite, mais à la marche seulement.

M. S... ne ressent plus le moindre symptôme d'angine de poitrine. Il a engraissé : il pèse 73 kil., ou 3 kil. 500 de plus que dans le cours de sa maladie, qui de 74 kil. l'avait fait descendre à 59 kil. 500 gr.

Les urines de ce jour marquent 1,027 et ne contiennent plus que 14/1000 de sucre, et comme elles sont réduites à 2 litres, c'est donc en tout 28 gr. de glycose par 24 heures, au lieu de quatre fois 66 gr. ou 264 gr. que M. S... rendait à son arrivée, malgré l'usage des eaux de Vichy transportées.

M. S... quitte Vichy ayant pris en tout 80 pilules, qui représentent environ 4 grammes de bioxyde de cuivre. Il se montre heureux des progrès considérables qu'il a obtenus dans sa santé, et se promet bien de continuer chez lui le traitement par le cuivre.

Environ 4 mois après, le 28 janvier 1872, nous revîmes à Paris M. S.... Il nous apprit que du côté du cœur une seule fois, par les grands froids de décembre, il avait ressenti une légère atteinte de crise au sortir d'un omnibus, que le coït seul lui donnait encore une assez vive oppression, et que ses urines, analysées fin octobre, ne contenaient plus que 11,5/1000 de sucre.

A ce moment sensibilité et pression les mêmes que lors de son départ de Vichy ; soif et appétit normaux ; tendance à la constipation, au lieu du relâchement qui n'était point très rare auparavant.

Urines colorées, en quantité ordinaire : M. S... se couche vers 10 heures et reste jusqu'au lendemain 9 heures sans se lever pour uriner. Sauf les désordres irremédiables produits antérieurement, la bouche est en bon état.

Il est important d'ajouter que chez ce malade non plus

nous n'avons fait aucune prescription spéciale quant au régime, et que nous n'avons proscrit ni féculents ni sucre.

Réflexions. — Encore un cas frappant de la transformation d'une névrose en diabète. Encore un exemple des moins contestables de l'inutilité de la médication alcaline toute seule contre la glycosurie. Le relèvement des forces en général et surtout l'activité génésique, puis l'engraissement notable, sous l'influence du traitement métallothérapique, sont particulièrement à noter chez ce malade.

La dixième observation, qui suit, va nous offrir encore un exemple des plus remarquables de ce que peut la métallothérapie pour rétablir les forces de toute nature perdues chez un diabétique.

Xe Observation. — *Sensibilité or. Diabète, datant de six années, traité avec succès par le chlorure d'or associé d'abord aux eaux de Vichy, puis employé seul.*

M. D..., propriétaire à X..., dans le département de la Charente, âgé de 60 ans, est vraisemblablement atteint de diabète depuis l'année 1866.

A cette époque, en effet, la soif avait déjà augmenté et les forces étaient très diminuées. Mais ce n'est que plus tard, en 1868, que la maladie fut bien reconnue.

Envoyé à Vichy peu après, il y arriva avec 36 grammes de glycose par litre d'urine et en repartit, nous dit-il, avec 14 grammes seulement.

Depuis, M. D... a fait chaque année une nouvelle saison à Vichy.

En 1869 il s'est soigné seul; il n'a rien voulu savoir de la quantité de sucre contenue dans ses urines.

En 1870 ses urines, examinées tout à la fin du traitement, renfermaient encore 42 grammes de glycose par litre.

Rentré chez lui, M. D... a continué, de temps en temps, à prendre les eaux de Vichy (source Sainte-Elisabeth) ; mais, sauf la première année où il fit un peu usage de pain de gluten, il n'a jamais pu s'astreindre à la suppression des féculents.

Il s'est borné à en diminuer la quantité et à ne manger que de la croûte.

Cette année (1871) les urines contenaient à son arrivée 31 grammes. M. D... était en traitement depuis deux semaines quand il est venu nous consulter.

Il avait bu alternativement à la source Sainte-Marie de Cusset et à celle de la grotte des Célestins, des deux ensemble environ cinq verres par jour, et avait pris des bains d'eau thermale. La première fois que nous le vîmes, c'était le 3 août.

Voici quel était son état.

Diminution très notable des forces musculaires ; pression de la main droite, 40 kil., de la gauche, 40 kil. également : M. D... est ambidextre.

Forces génitales éteintes. Sensibilité cutanée diminuée, surtout du côté gauche. Peau sèche, jamais moite. Transpiration à la tête seulement, où parfois elle est très abondante. Affaiblissement de la vue, diminution de la mémoire, urines fréquentes et abondantes.

Cependant soif médiocre, rien du côté des dents ou des gencives. Constitution d'apparence bonne; plutôt de l'embonpoint que de l'amaigrissement. En remontant aux antécédents nous ne trouvons rien du côté de l'hérédité, si ce n'est que M. D... est né d'un mariage consanguin. Mais nous apprenons que son affection a été précédée d'une suppression complète de sueur aux pieds, toujours jusqu'en 1866 abondante et persistante depuis l'enfance.

Exploration métalloscopique. — Sensibilité à l'or manifeste. Chaque fois que ce métal est appliqué sur l'un des avant-bras, sous forme de pièces de monnaie ou d'une cuvette de montre, en moins de 10 minutes la sensibilité devient normale sous l'or et dans son voisinage la force musculaire augmente, le métal colle et donne lieu à une sensation de chaleur, puis, après un temps qui ne va point au delà d'une demi-heure, ces mêmes fonctions s'atténuent d'une manière très-notable.

Ainsi, le 4, l'or ayant été appliqué sur l'avant-bras gauche, en quelques minutes la sensibilité avait reparu, la force de pression était montée à 45 kil.; puis, au bout de 25 minutes, les deux pointes de l'esthésiomètre n'étaient plus senties distinctement qu'à un écartement de 10 centimètres, la piqûre n'était plus douloureuse, le dynamomètre ne marquait plus que 38 kil. et la sensation de chaleur avait disparu.

Du côté droit, au contraire, où pas de métal rien de changé.

Le lendemain le bras gauche avait conservé la plus grande partie du bénéfice de l'application de la veille.

L'action extérieure de l'or étant ici des plus rapides et des plus complètes, nous augurons les meilleurs effets de son administration intérieure.

Le traitement est commencé le 6, à raison de 2 pilules de chlorure d'or de 1 centigr. chaque (1 le matin, 1 le soir), suivies de l'ingestion d'un verre d'eau de la source de l'Hôpital.

Le 8, 3 pilules, et 4 à partir du 10 ; aucun changement du reste dans le régime. Avant tout, M. D... a dû aller se peser. La bascule a accusé 88 kilogr.

Le 12 août, c'est-à-dire au bout de six jours, et après 18 pilules seulement, qui avaient, surtout au début, donné à l'estomac de la chaleur et comme une sensation de bien-être, déjà la sensibilité était devenue normale sur tous les points.

Les aliments étaient mieux goûtés. La force de pression avait augmenté de 5 kilogr. de chaque côté. Les jambes étaient devenues meilleures à la marche ; la transpiration, cessant de se faire exclusivement vers la tête, était devenue générale ; la soif était nulle; la quantité des urines avait diminué d'un bon tiers,—M. D... n'urinait plus qu'une seule fois par nuit; — l'appétit était plus développé et, chose très inattendue, le sens génital se réveillait.

Le 13. Le nombre de pilules est porté à 5.

Le 16. Pression et sensibilité à peu près les mêmes que le 12; jambes plus fortes encore. Le brouillard de la vue s'est complètement dissipé. La mémoire et la pensée sont redevenues actives, les forces génitales ont reparu au point que le sommeil en est parfois troublé, et les urines, réduites à 2 litres par jour, ne contiennent plus que 20 grammes de glycose par litre, ou 11 grammes de moins qu'au début du traitement.

Le 19. Toutes les fonctions s'accomplissent normalement. La force musculaire a fait de nouveaux progrès : pression à droite, 48 kilogr., à gauche, 44 kilogr. Le malade est on ne peut plus satisfait de son état, il déclare ne s'être jamais mieux trouvé.

A partir d'aujourd'hui, nous donnons une pilule de plus, et toujours après chaque pilule deux tiers de verre de la source de l'Hôpital.

Le 23. M. D... présente toutes les apparences de la meilleure santé.

La sensibilité est normale, les forces musculaires mesurent 50 kilogr. à droite et 45 kilogr. à gauche, et il a engraissé de 3 kilogr. ; il pèse maintenant 91 kilogr.

Les urines ont une densité de 1,027 et contiennent encore, ›mme le 16, environ 20 grammes de glycose. Elles restent éduites à 2 litres par vingt-quatre heures. M. D... n'urine plus la nuit. Il quitte Vichy plein de confiance dans la suite du traitement, ayant pris en tout 78 pilules ou 78 centigrammes de sel d'or.

En novembre, nous recevions une première lettre, à la date du 26, contenant ce qui suit :

« A partir du 15 septembre j'ai commencé les 50 pilules d'or prescrites (elles étaient de 2 centigrammes). Je reconnais que l'état général de mes forces est bien amélioré et que cet état se maintient. Je marche beaucoup, avec plaisir et sans fatigue. Ma vue est bonne et ma soif normale.

Les urines n'ont point augmenté. Je dois les rendre environ toutes les six heures. Si elles contiennent encore du sucre je l'ignore, le pharmacien de ma localité n'a pas pu me le dire.

Je n'ai fait usage, depuis notre séparation, d'aucune sorte d'eau de Vichy. Mon intention est de reprendre 50 pilules d'or à partir du 1er janvier prochain. »

En janvier nouvelle lettre, à la date du 11 :

« Les symptômes d'amélioration que je vous signalais dans ma dernière lettre se soutiennent très bien. Ainsi soif normale, appétit normal, marche sans fatigue, sommeil bon, vue plus certaine, intelligence plus prompte à saisir.

J'ai commandé 50 nouvelles pilules à 0 gr.02 de sel d'or. Je ne les commencerai que le 15. S'il se présente du nouveau je vous en aviserai. »

XIe Observation. — *Sensibilité zinc. Diabète, datant de quinze années, traité par l'oxyde de zinc seul d'abord, puis associé à la source de l'Hôpital.*

Mme B..., de Verdun, rentière, 70 ans, pas d'hérédité ; ses ascendants ont vécu jusqu'à un âge avancé. Rien à noter dans les antécédents qu'une suppression de huit mois et une névralgie faciale à l'âge de 45 ans, époque où elle a cessé de voir, qui pendant trois mois résiste à toute sorte de traitements et fut guérie ensuite, on verra tout à l'heure par quoi.

Le diabète remonte probablement chez Mme B... à quinze ans, car, à cette époque, soif vive, amaigrissement. Il se serait accentué, il y a cinq ans, à la suite d'un grand chagrin, — la perte d'un enfant, — mais il ne fut reconnu qu'en 1868 par le Dr Desmarres consulté pour les yeux devenus faibles.

Le traitement classique du diabète fut institué et, pendant une année, Mme B... dut prendre, en outre, des pilules d'iodure et de phosphate de fer. Sa maladie n'en continua pas moins à marcher.

Le 1er décembre 1871, Mme B... vient nous consulter à Paris, où nous étions rentré pour passer l'hiver.

Nous constatons de l'anesthésie à droite de l'analgésie, à gauche, et de l'amyosthénie; pression droite, 24 kil., gauche, 25 kil. seulement.

Peau sèche, extrémités froides ; la main fermée, le thermomètre n'y monte que très lentement à 32°. Troubles de la vue ; opacités dans les milieux de l'œil ; affaiblissement de la mémoire ; amaigrissement, malgré de fréquents petits repas supplémentaires auxquels Mme B... se dit obligée pour se soutenir.

Dans ces derniers mois, érythèmes fréquents aux jambes auxquels sont venus s'ajouter de petits abcès à chaque pied, au-dessus d'un oignon dont un, celui de droite, suppure toujours. Les urines sont aux environs de 3 litres par jour, et contiennent 60/1,000 de glycose.

Examen métalloscopique. — Rien par le fer, rien par l'or, par l'argent, l'étain et le platine ; la température, la sensibilité et la force musculaire restent stationnaires. Avec le zinc, au contraire, les deux pointes mousses de l'esthésiomètre sont senties à une distance plus rapprochée, l'acuité des piqûres devient plus vive, la force augmente de plusieurs kilogrammes ; le thermomètre donne des plus-value notables ; le métal colle. Cependant nous hésitions encore entre le cuivre et le zinc, lorsque Mme B... nous apprit qu'elle avait été guérie en quelques jours par les pilules de Méglin (à l'oxyde de zinc) de la névralgie faciale dont il est parlé plus haut. Ce renseignement était décisif. En conséquence, nous prescrivons : pilules d'oxyde de zinc, de 0 gr. 05, 2 à 3 par jour ; application d'une armature de zinc, la nuit, et rien autre.

Mme B... s'en retourne à Verdun, et, sous l'influence de ce traitement seul aidé de frictions et de quelques bains stimulants, sa soif diminue ; elle fait moins de sucre ; elle cesse de maigrir ; ses forces se relèvent peu à peu et ses abcès finissent par se fermer.

Une analyse des urines, faite le 25 févrir 1872 à l'hôpital Lariboisière par notre ami le Dr Ducom, ne révèle que 26,7/1000 de glycose, au lieu de 60/1000.

Au mois de juin suivant, Mme B... peut venir nous rejoindre seule à Vichy.

A son arrivée, forces à peu près normales, pression droite, 35 kilogr., gauche, 31 kilogr. Un peu d'anesthésie seulement à droite. Transpiration bonne; très peu de soif. Urines jamais au-dessus de 2 litres, mais seulement encore 30/1000 de sucre; besoins tempérés de manger, mais parfois encore faim à peu de distance des repas.

Facies bien meilleur; engraissement sensible.

Nous faisons reprendre les pilules de zinc, qui avaient été interrompues, nous y associons l'eau de la source de l'Hôpital et quelques bains d'eau thermale, et le sucre des urines descend successivement à 20/1000 (5 juillet); 17/1000 (9 juillet); et à 11/1000 le 26, jour où Mme B... s'en retourne chez elle.

Ce succès relatif est d'autant plus à remarquer que nous avons eu affaire ici à une de ces formes de diabète maigre qu'on a tant de peine à enrayer.

Nous ne revîmes plus Mme B..., mais nous avons appris qu'elle avait pu vivre encore jusqu'en 1878, époque à laquelle elle a succombé à une affection intercurrente, il est probable.

XIIe Observation. — *Diabète, datant de quatre années, traité par les eaux alcalines ferrugineuses. Prompte amélioration arrêtée par une affection intercurrente.*

Mme de L..., rentière, 65 ans.

Diabète depuis l'année 1867, mais reconnu seulement en 1870. Envoyée tout aussitôt à Vichy, Mme de L... y arriva avec 60/1000 de sucre et en repartit très améliorée. Elle avait bu à la Grande-Grille et à la source Lardy.

Rentrée à Paris, elle eut particulièrement à souffrir du siège. L'amaigrissement, qui avait été notable, fit de nouveaux progrès, et Mme de L... en arriva à perdre 20 kilog. de son poids.

Elle vint nous consulter le 12 août 1871. A ce moment,

faiblesse extrême. Pression, 25 et 20 kilog. seulement; peau sèche, comme parcheminée, très peu sensible. Rien du côté de la bouche et de la vue; mais tout le système paraît profondément atteint. Il existe de l'oppression et de la toux. Les urines contiennent 40/1000 de sucre.

EXAMEN MÉTALLOSCOPIQUE. — *Sensibilité fer.* A partir du 18, Mme de L... boit exclusivement aux sources de Mesdames et Lardy.

Le 21. Augmentation des forces; pression droite, 29 kilog., gauche, 25 kilog. Moins d'analgésie et moins de soif; appétit meilleur.

Le 25. Sensibilité et forces meilleures encore; pression droite, 30 kilog., et gauche, 25 kilog. La peau commence à devenir moite; la soif et les urines sont moindres; Mme de L .. n'urine plus qu'une seule fois par nuit, au lieu de trois et quatre fois. Elle commence à manger avec plaisir de la viande, pour laquelle elle avait jusque-là de la répugnance, se contentant de légumes à tous ses repas.

Cependant, les jambes se mettent à enfler; l'état général s'aggrave sans que nous sachions trop pourquoi, et, à partir du 5 septembre, nous perdons Mme de L... complètement de vue.

XIIIe OBSERVATION. — *Sensibilité cuivre. Diabète, datant de deux années, traité par le bioxyde de cuivre et la source de l'Hôpital.*

M. G..., négociant à Vichy, 60 ans.

Pas d'hérédité. Névrose de l'estomac, il y a vingt ans, qui dura trois semaines et fut traitée comme gastrite.

Depuis cette époque toujours santé parfaite. Soif en octobre 1870. Des taches sur le pantalon furent remarquées en décembre. Les urines, examinées en janvier, donnèrent 60 gr. de sucre par litre.

M. G... a bu depuis aux Célestins, environ 1 litre par jour.

Diminution de la soif la nuit.

M. G... est examiné par nous le 3 août.

Sensibilité normale à droite, analgésie à gauche.

Pression D. 38, G. 40. — Virilité conservée.

Rien du côté de la bouche et des yeux. Appétit normal.

Les urines du 4 au matin ont donné 33/1000 de glycose.

EXAMEN MÉTALLOSCOPIQUE. — *Sensibilité cuivre.*

Prescription : 2 pilules par jour de 0,05 cent. de bioxyde de cuivre et par-dessus un verre de la source de l'Hôpital.

Le 12 août. Pression D. 55 kil., G. 50 kil. 5; sensibilité de contact au-dessus de la normale des deux côtés; mais l'analgésie persiste. Soif à peu près la même.

Les pilules sont mal tolérées, il y a quatre jours M. G... a rendu son déjeuner. Il est vrai qu'il est sujet aux pituites et qu'il a habituellement la bouche amère.

Le 24. Pas de changement bien notable encore.

Le 5 septembre. Soif et urines moindres, mais les choses marchant trop lentement contre son gré, M. G... se décourage et cesse de nous venir voir.

XIVe OBSERVATION. — *Sensibilité or et argent. Diabète, datant de trois années, traité par l'or d'abord, puis par l'argent seul. Amélioration.*

Docteur M..., de Paris, 44 ans. Fils d'une mère dartreuse et arthritique, névropathique à un haut degré; très délicat, sujet aux entérites depuis l'âge de 2 ans; dyspeptique; herpès fréquent sur le trajet du petit sciatique.

En 1851. Dyssenterie, aggravation de la dyspepsie, puis diarrhée chronique qui obligea notre confrère à supprimer toute alimentation végétale. Vint après une laryngite catarrhale chronique, qui amena un affaiblissement de la voix tel que toute lecture à haute voix de quelque durée devint impossible.

Pendant le siège de Paris scorbut, qui nécessita un alitement de trois mois, suivi de plusieurs crises d'entérite pseudo-membraneuse.

Trois saisons consécutives à Plombières amenèrent une amélioration très notable des voies digestives qui permit de reprendre l'usage des végétaux.

« En 1877, dit le docteur M..., auquel nous laisserons désormais la parole, j'avais une notable appétence pour les féculents de toute sorte. Etait-ce déjà un symptôme du diabète? Quoi qu'il en soit, durant l'été de cette année, sous l'influence de chagrins de famille qui m'affectèrent beaucoup, je ne tardai point à sentir mes forces baisser, mon sens génésiqne faiblir, et à uriner abondamment ; langue souvent sèche et blanchie par un enduit saburral épais et mousseux. Un séjour à la campagne, où je fis bonne chère, améliora mon état, mais cette amélioration disparut avec ma rentrée à Paris. Quelques jours après, mes forces étaient plus déprimées encore et j'urinais davantage. Je songeai alors à examiner mes urines et j'y trouvai 20 grammes de sucre par litre.

C'est le 3 septembre 1877 que cette constatation fut faite, mais ma glycosurie devait remonter bien au delà.

Dès ce moment, je me mis au régime antidiabétique, je bus de l'eau de Vichy et je ne tardai point à me sentir mieux et à voir le sucre diminuer dans mes urines.

Les choses en étaient là quand, instruit des résultats que le docteur Burq avait obtenus à Vichy, je vins, le 18 septembre, lui demander de déterminer ma sensibilité métallique. Je répondis manifestement à l'or. Deux plaquettes de ce métal ayant été appliquées sur l'avant-bras gauche, il y eut des effets post-métalliques non seulement au bras gauche, mais aussi sur les points homologues du bras droit. L'amyosthénie surtout fut des plus marquées. Avant l'expérience le dynamomètre marquait 30 kil. à droite et à gauche, pendant l'application de l'or il ne donna plus que 22 kil., et après l'enlèvement des plaques il y eut 32 kil. à droite et 28 à gauche.

Le docteur Burq me conseilla en conséquence le chlorure d'or. Je commençai par 0 gr. 006 mill. seulement par jour.

La première dose détermina des pétillements dans ma

tête, une pollution la nuit suivante et de la diarrhée ; je suspendis le sel d'or.

Trois jours après, la diarrhée étant passée, j'y revins, mais à une dose bien moindre (0 gr. 0002). 1 goutte matin et soir que j'augmentai progressivement.

Le 22 septembre. Eruption sur le front et sur le cou de papules de deux à trois millim. de diamètre. Voix beaucoup plus sonore.

Le 23. Coloration des urines presque insensible avec la potasse.

L'éruption continue : 4 gouttes de solution d'or matin et soir.

Le 24. Un peu de constipation, chose tout à fait exceptionnelle ; moins de sensibilité au froid : 5 gouttes matin et soir.

Le 27. La voix se fortifie de plus en plus. Je puis me livrer à des exercices de chant et lire pendant un certain temps à haute voix, ce que je n'avais pu faire depuis peut-être dix ans. Je puis pratiquer le coït sans trop de fatigue, éjaculation moins rapide. Bon sommeil. Urines moins mousseuses, mais encore colorées par la potasse et par la chaux : à ce moment neuf gouttes de solution d'or matin et soir.

Le 29. Un peu de refroidissement après un bain et une douche sulfureuse. Tendance à la diarrhée.

Le 2 octobre. 13 gouttes matin et soir. Selles en diarrhée dans la journée. L'or est suspendu.

Le 4. Reprise du sel d'or à la dose de cinq gouttes seulement de la solution.

Le 6. Selle normale. Longue marche sans fatigue.

Le 9. Jamais la coloration des urines par la chaux et la potasse n'a été aussi peu marquée. Un pharmacien chargé de les analyser n'y trouve que des traces de sucre qu'il ne peut doser.

Pression au dynamomètre : 45 kilogrammes à droite ou 15 kilog. de gain.

Douleur rhumatismale à l'épaule.

Le 13. Tendance à la diarrhée; la douleur ci-dessus est moindre.

Le 17. Adjonction au sel d'or (18 gouttes) de 0 gr. 20 de salicylate de lithine pour combattre la douleur de l'épaule, et aussi contre de l'acide urique que les urines, devenues moins abondantes, laissent déposer.

Le 24. Douleur de l'épaule moins forte; coloration des urines presque normale: 5 gouttes seulement de solution d'or.

Je suis décidé à ne point dépasser cette dose, qui m'a toujours réussi. Je continue l'usage du salicylate de lithine, à la dose de 0 gr. 20 matin et soir.

Le 26. Adjonction d'une goutte de teinture d'opium au sel d'or, dans l'espérance de pouvoir en élever la dose, qui n'était encore que de 0 gr. 002 milligr. par jour, et suspension du salicylate.

Cette tentative ne me réussit point. Surviennent de la céphalalgie congestive et de la diarrhée.

Le 30. Suspension de l'or.

J'y reviens au bout de quelques jours, mais le charme était rompu; impossible à mes entrailles, depuis si longtemps malades, de le tolérer à quelque dose que ce fût. Il est à noter que depuis le traitement conseillé par le docteur Burq, j'avais mis de côté le pain de gluten, et je ne m'abstenais plus que très modérément des aliments féculents.

Je me retourne alors du côté de l'hydrothérapie et, pendant quatre mois, de septembre à janvier, douches à l'établissement hydrothérapique de Bellevue. Je m'en trouvai bien. Le sucre disparut encore de mes urines; mais vers le 10 janvier, nouvelle irritation intestinale et suspension de l'eau froide pour les mêmes raisons que ci-dessus, par intolérance.

Le docteur Burq me conseilla alors d'essayer du pourpre de Cassius, sel insoluble d'or et d'étain.

Cette préparation fut bien tolérée. J'en obtins les mêmes bons effets qu'avec le chlorure d'or; malheureusement mon intestin ne tarda point encore à ne pouvoir s'y faire, de sorte que je dus l'abandonner, comme j'avais abandonné ce dernier. Je dois dire que, par suite de circonstances d'intérieur, je me trouve avoir à subir des ébranlements nerveux périodiques qui m'affectent beaucoup et me font perdre en un instant le mieux que j'avais mis plusieurs mois à gagner.

Ne pouvant me résigner à renoncer au traitement métallothérapique, dont j'avais pu apprécier les bons effets dans mon cas particulier, j'eus alors l'idée de rechercher par moi-même si je n'étais point sensible à un autre métal qui serait moins nocif pour mes entrailles.

Je fis de la métalloscopie, et je découvris que l'argent produisait sur moi exactement les mêmes effets que l'or en application, peut-être même étaient-ils plus marqués encore.

Un cylindre d'argent, tenu dans la main gauche, déterminait une sensation de fourmillement, de froid et un peu de douleur dans le bras, l'épaule, le cou et jusque dans la jambe du même côté ; la voix prenait de la résonnance, j'éprouvais également une saveur métallique dans la bouche; la force musculaire montait de 37 à 42 kil.

Je commençai à faire des applications externes et je ne tardai pas à remarquer que l'argent, appliqué sur la tête ou sur les membres supérieurs, me décongestionnait la tête et augmentait le timbre de ma voix, mais en même temps me causait des borborygmes et des douleurs intestinales et même de la diarrhée, si je poussais plus loin l'expérience. Chose curieuse, au contraire, le métal appliqué sur les membres inférieurs les réchauffait et produisait sur l'intestin un effet opposé à celui de tout à l'heure; il paraissait modérer le mouvement péristaltique et l'hypersécrétion intestinale de telle sorte que la digestion se faisait mieux et la tendance à la diarrhée se trouvait diminuée. Aussi eus-je soin de faire les applications seulement sur les pieds, sous la forme de pièces de 1 franc, dans mes bottines, pendant le jour, et d'un cylindre d'argent que je tenais aux pieds pendant la nuit, ne mettant les plaques sur les parties supérieures que rarement et pendant peu de temps pour combattre l'état congestif de la tête.

A l'intérieur, j'essayai d'abord de prendre de l'argent métallique, sous forme de pilules de 1/10 de milligramme mais je ne pus les supporter, elles amenaient rapidement coliques et diarrhée.

J'essayai d'une solution de nitrate d'argent que je diluai de manière à en prendre 1/100,000 de milligramme. Même à cette dose je pouvais difficilement la supporter et je finis par être obligé d'y renoncer.

Je ne fus pas plus heureux avec des frictions sur la plante des pieds avec une pommade au nitrate d'argent, mais je dois dire que je me trouve bien d'une pommade renfermant de l'argent métallique divisé.

Sur ces entrefaites, bien convaincu que la première chose à faire était d'améliorer l'état de la muqueuse intestinale, je me rendis aux eaux de Vittel. Je dois dire que je m'en trouvai on ne peut mieux, et que pendant deux mois je pus manger à peu près de tout; l'amélioration cependant ne fut pas assez grande pour me permettre de supporter l'argent à l'intérieur et j'en suis toujours réduit aux applications externes.

Néanmoins mes forces ont augmenté; au lieu de 30 que je donnais au dynamomètre, je donne maintenant de 45 à 50 kil., suivant que je suis plus ou moins fatigué. Ma tête se congestionne moins, et je me sens plus apte au travail. »

Réflexions.— « Malgré cet insuccès relatif, dont on ne saurait accuser que mon extrême susceptibilité intestinale et point du tout la méthode elle-même, il n'en reste pas moins acquis que sur un diabétique névropathique au plus haut point, doué de la sensibilité or et argent, il a suffi de l'administration interne de doses minimes du premier métal, soit à l'état de sel soluble ou insoluble, soit même en feuilles pour améliorer grandement son état pendant tout le temps où il fut administré.

L'amélioration s'est traduite par le rétablissement de la sensibilité cutanée, par un relèvement des forces de toute nature (45 à 50 k. de pression à droite, au lieu de 30), par une reprise de l'embonpoint succédant à un amaigrissement marqué, par une tonicité plus grande des muscles du larynx et de l'intestin, et bientôt par de l'entrain et une aptitude plus grande au travail, par une diminution et même une disparition complète, à certains moments, du sucre des urines.

Si mes intestins moins malades avaient pu s'habituer au remède, nul doute pour moi que la métallothérapie n'eût compté un succès éclatant de plus. »

Dr M...,

Ancien interne des hôpitaux de Paris.

RESUMÉ ET CONCLUSIONS.

Dans les années 1870-71 et 1872 nous avons fait à Vichy une série de recherches et d'expériences à l'effet de savoir :

1° Quel est dans le diabète l'état de la sensibilité et de la motilité, et quel rôle y jouent ces deux grandes fonctions, dont l'intégrité est une condition si nécessaire à la santé.

2° Quelle ressemblance il pourrait bien y avoir entre cette affection et les névroses de la sensibilité et de la motilité, qui sont particulièrement tributaires de la métallothérapie, et s'il n'y aurait point lieu de lui appliquer le même traitement par les métaux.

3° Quelle est au juste l'efficacité des eaux minérales de Vichy contre la glycosurie, et quelle place y tiennent les métaux, le fer surtout, que contiennent nombre de ses sources.

4° Si la cachexie alcaline, niée par d'aucuns et affirmée au contraire par tant d'autres, est oui ou non une réalité, et, dans le cas d'affirmative, si elle ne s'observerait point chez les malades porteurs d'une sensibilité à d'autres métaux que ceux qui existent dans les eaux de cette station, ou bien qui, doués de la sensibilité fer ou arsenic, auraient bu particulièrement à des sources ne contenant ni l'un ni l'autre de ces deux métaux.

5° Si pour prévenir cette cachexie, il ne serait point utile d'adjoindre à cette médication, à titre tout à la fois d'ajuvant et de correctif, une métallothérapie rationnelle et non de pur hasard, comme il s'en fait tous les jours inconsciemment à Vichy, lorsque les médecins, par habitude ou autrement, envoient boire aux sources ferrugineuses de Mesdames ou de Lardy, par exemple, et cela soit en dirigeant les malades vers les sources où cette sensibilité a son représentant, soit en ajoutant à l'une d'elles le métal, zinc, cuivre, or, argent, etc., qui leur manque, pour pouvoir répondre à toutes les sensibilités thérapeutiques.

6° Enfin si, en certains cas, les métaux, au lieu d'être l'accessoire, ne pourraient point devenir le principal dans le traitement du diabète, aussi bien que dans celui des névroses qui sont tributaires de la métallothérapie.

De toute cette étude, des renseignements précieux qui nous ont été fournis par le Dr Gaudin, qui depuis une dizaine d'années exerce à Vichy dans la saison thermale, il est résulté ce qui suit :

Le diabète offre de nombreuses ressemblances, tant dans la symptomatologie que dans l'étiologie, avec les névroses, l'hystérie en tête, qui ont presque fatalement pour aboutissant commun cet état complexe que l'on désigne sous le nom de chlorose, de chloro-anémie ou de pâles couleurs. Il est de règle, en effet, d'observer, comme symptômes communs, des troubles du côté des nerfs de la vie de relation tels qu'un affaiblissement des divers sens, du toucher, du sens gustatif et de la vue, de l'inactivité dans la circulation capillaire périphérique, une diminution de la perspiration cutanée sur certains points et son exagération sur d'autres avec des caractères propres d'odeur et de viscosité, de l'athermie dans les extrémités et une dépression plus ou moins grande des forces musculaires ou autres; et du côté des viscères de l'anorexie, de la dyspepsie, etc., des alternatives de constipation et de relâchement nées de la participation des muscles intestinaux à l'amyosthénie générale; et le tout en proportion même de l'affection, de telle sorte qu'avec l'esthésiomètre, le dynanomètre et le thermomètre, l'on peut, en général, mesurer tout aussi bien le degré de l'affection chez un diabétique que chez un névropathique.

Il y a en outre cette ressemblance que, de même que l'on voit un spasme se substituer à une névralgie ou même à un délire et réciproquement, sans que pour cela le fond de la névrose en soit nullement changé, il est aussi loin d'être rare de voir des névroses se changer en diabète et inversement, ou bien encore de voir chez un diabétique le sucre remplacé tout à coup par de la gravelle, par de la goutte, par des calculs biliaires, etc.

Toute la différence, *différence capitale*, résiderait en ceci : que tandis que la dérivation hypernervique se fait chez les névropathes vers les nerfs de la vie de relation, cette même déviation a lieu chez les diabétiques du côté du système ganglionnaire. C'est pourquoi les premiers font, qu'on nous passe le mot, du spasme, de la névralgie ou du délire, et les derniers feraient de la glycosurie et de l'azoturie, voire même de la tuberculose, à moins qu'à la faveur d'une nouvelle déviation organique ils ne viennent à faire de la lithiase urique, goutteuse, biliaire, etc., et pourquoi aussi, alors que les hystériques les plus renforcées peuvent vivre indéfiniment avec toutes les apparences d'une santé florissante, les glycosuriques tendent sans cesse vers ce que l'on a appelé une banqueroute par défaut d'équilibration entre le Doit et l'Avoir de l'organisme.

Pour l'étiologie, nombreux sont aussi les points de contact, tant dans les causes prédisposantes que dans celles efficientes telles que l'hérédité pour les premières, et pour les deuxièmes l'influence d'une vie trop sédentaire, les émotions morales, la suppression de la perspiration cutanée ou d'une transpiration morbide habituelle, d'un flux ou d'une maladie antérieure, etc.

Cette ressemblance ferait déjà augurer que le diabète et les névroses dont nous parlons sont justiciables des mêmes moyens, si l'expérience n'eût démontré qu'il en est réellement ainsi, et que les plus efficaces ce sont précisément l'hydrothérapie sous toutes les formes, les frictions excitantes de toute nature, la gymnastique, le massage, les toniques et les eaux alcalines, — nous allons voir lesquelles, — en un mot, tous les moyens qui tendent à rétablir les fonctions de la peau, à activer la circulation capillaire et la calorification périphérique, à relever les forces déprimées et consécutivement à faire manger et digérer les malades, à mettre un terme aux déviations de la force nerveuse ou de la vitalité, si on le préfère, à tarir les hypersécrétions de toute nature, à faire cesser la glycosurie, comme la leucorrhée chez les chlorotiques, et finalement à balancer le *Doit* et l'*Avoir* dans l'organisme qui, lui, ne saurait *sans péril* faire des économies d'aucune sorte.

Il est parfaitement exact que nombre de diabétiques

qui viennent se faire traiter à Vichy s'en retournent, les uns guéris en apparence, et les autres plus ou moins améliorés.

Sans nier, comme l'ont fait Griesinger, Hirtz, etc., que l'alcalinité, qui fait la base des eaux de cette station de premier ordre, ne puisse être pour quelque chose dans les résultats du traitement, soit par la propriété incontestable que possèdent ces eaux de diminuer la soif, d'améliorer les fonctions digestives, de faciliter les assimilations, etc., soit pour d'autres causes qui nous échappent, il est bien avéré pour nous que les succès véritables s'obtiennent presque exclusivement chez les diabétiques à sensibilité fer, et probablement aussi chez quelques autres porteurs de la sensibilité arsenic, métaux qui se trouvent dans la plupart des eaux vers lesquelles il est réglementaire de diriger tout nouveau venu. La dose de ce dernier est très faible, il est vrai, mais l'expérience a démontré, nous l'avons dit plus haut, qu'en fait de métallothérapie interne point n'est besoin des doses massives dont on a tant abusé.

De là déjà l'application au diabète, aussi bien qu'à toute névrose caractérisée par les mêmes troubles de la sensibilité et de la motilité, de cette formule :

Une glycosurie étant donnée, tout le traitement consiste à lui appliquer un moyen quelconque qui puisse ramener la sensibilité et les forces musculaires à l'état normal.

De là aussi cette induction :

Que l'un des moyens les plus propres à atteindre ce but, c'était encore probablement un métal, fer, cuivre, zinc, or, etc., suivant les individus, facile à reconnaître par les mêmes procédés, puisque pas de diabète comme pas d'hystérie ou de chlorose sans l'anesthésie, l'analgésie ou l'amyosthénie, qui sont comme la pierre de touche des actions métalliques en métalloscopie.

Or, l'expérience a fait ici une vérité de ce qui d'abord n'était, à vrai dire, qu'une simple présomption.

Nous avons soumis à l'examen métalloscopique 23 diabétiques. Tous étaient anesthésiques ou analgésiques et plus ou moins frappés d'amyosthénie. Tous, sauf 2, répondirent à cet examen tout aussi bien que s'il se fût agi d'hystériques ou de chlorotiques, et cependant 3 seulement étaient des femmes, il importe d'ores et déjà de le faire remarquer pour répondre à ceux qui ont affecté de croire et de dire plus ou moins haut que les métaux en application n'agissaient que sur ces dernières.

Chez 2 nous ne pûmes trouver aucun métal;

Chez 3 nous étions à la veille de le trouver;

Chez 2 autres nous allions instituer le traitement, lorsque l'état de notre santé nous obligea de quitter Vichy.

A retrancher également 3 autres malades, sensibles tous trois au cuivre, 2 parce qu'ils ne purent surmonter les craintes que leur inspirait la vieille légende qui fait du cuivre un métal vénéneux au premier chef, et le troisième parce qu'il ne put ou ne voulut suivre le traitement que pendant quelques jours.

Restent 14 malades, savoir :

4 *sensibles au fer*, traités par les eaux alcalines ferrugineuses et le fer réduit par l'hydrogène ;

5 *sensibles au cuivre*, traités par le bioxyde de cuivre, soit associé à la source de l'Hôpital, soit employé seul, depuis la dose de 5 centigr. chaque jour, jusqu'à celle de 30 centigr.;

2 *sensibles au zinc*, traités par l'oxyde de zinc, depuis 10 centigr. jusqu'à 30, soit seul, soit associé à l'eau de l'Hôpital;

1 *sensible à l'argent*, traité par le chlorure d'argent,

depuis 5 centigr. jusqu'à 20 centigr. par jour, associé à la source de l'Hôpital ;

1 *sensible à l'or*, traité par le chlorure d'oxyde d'or et de sodium depuis 1 centigr. jusqu'à 4 centigr. par jour, associé à la source de l'Hôpital, puis employé tout seul ;

1 *sensible à l'or et à l'argent*, traité successivement par le chlorure d'oxyde d'or et de sodium, par le pourpre de Cassius ensuite, puis par l'or métallique, et, tout en dernier, par des pilules et des applications d'argent seulement.

Total 14, dont 2 femmes.

L'âge de ces malades variait entre 22 et 74 ans.

Les uns faisaient du sucre depuis plus de dix ans, 2 seulement étaient diabétiques depuis moins de deux ans ; ils étaient tous diabétiques gras, sauf 1, une femme , qui appartenait à la variété dite *diabète maigre*.

Chez cette dernière, âgée de 66 ans, qui avait eu particulièrement à souffrir, au moral comme au physique, du siège de Paris, le traitement par le fer auquel elle était sensible ne fit que diminuer un peu la soif et les urines, redonner à la peau un peu plus de souplesse, relever les forces (de 28 à 30 kilogr. à droite et de 20 à 25 à gauche), donner un peu d'appétence pour la viande que la malade avait pris en grand dégoût, mais, somme toute, arrêt seulement dans les progrès du diabète, devenu comme l'accessoire dans l'état général de la malade.

Chez un deuxième, G..., habitant de Vichy, le cuivre, auquel ce malade n'était que peu sensible, eut un peu plus de prise, mais finalement le résultat fut médiocre.

Sur un troisième, le Dr M..., sensible à l'or et à l'argent, le premier de ces métaux fit d'abord merveille ; malheureusement notre confrère ne put le supporter, même à l'état métallique. Ayant reconnu lui-même qu'il était sensible à l'argent plus encore qu'à l'or, il ne lui fut possible aussi que d'en faire usage à l'extérieur, et cela lui suffit encore aujourd'hui pour améliorer très notablement sa situation toutes les fois que l'état de ses forces musculaires ou digestives, ou bien l'abondance ou la coloration de ses urines par la potasse viennent l'avertir de recourir à de nouvelles applications.

Quant aux 11 restant, parmi lesquels 2 autres confrères, 1 pharmacien et 4 malades de l'hôpital militaire, d'où ils nous avaient été adressés par M. le Dr Barudel, ils avaient à peine pris fer, cuivre, zinc, or ou argent que déjà les forces de toute nature se relevaient ; que la sensibilité, la circulation capillaire, la température et la transpiration de la peau reprenaient de l'activité ; que soif, urines et sucre diminuaient ; que la vue, si elle avait été affaiblie, devenait plus nette, les désordres buccaux s'atténuaient, les fonctions digestives se rétablissaient et les malades se mettaient à engraisser ; que les phénomènes nerveux concomitants disparaissaient (c'est ainsi que l'un d'eux vit s'en aller des symptômes très inquiétants d'angine de poitrine) ; que la mémoire devenait plus sûre, et que, fin de la saison thermale, pas un n'offrait la moindre trace de cachexie ou de faiblesse.

Chez l'un il arriva même ceci qu'une deuxième opération de cataracte par extraction put être faite avec le plus grand succès après le traitement, alors qu'antérieurement une première, faite dans des conditions, tant physiques que morales, bien meilleures en apparence, avait été suivie de la perte irremédiable de l'œil, malgré l'iridectomie préalable.

Les événements qui suivirent nous firent perdre de vue tous ces malades, sauf trois.

Tous les trois sont restés, il est vrai, diabétiques et continuèrent à donner raison aux paroles décevantes de Cullen que nous rappellerons dans un moment ; mais les choses se sont passées ici absolument comme s'il se fût agi de chlorotiques sensibles au fer, traités par ce métal, c'est-à-dire qu'aussitôt que les forces se mirent à baisser, les urines et le sucre à augmenter, il suffit à ces diabétiques de reprendre l'usage du métal qui était leur caractéristique thérapeutique, avec ou sans eau minérale, pour voir à nouveau les forces se relever, les fonctions cutanées se rétablir, l'estomac fonctionner à souhait et la glycosurie baisser ou se tarir, de même que baisse ou se tarit, pour un temps plus ou mois long, la leucorrhée chez les chlorotiques. C'est ainsi que l'un de ces malades, une femme, put atteindre l'âge de 76 ans, et un autre celui de 84 ans révolus, âges auxquels nous souhaitons que tous nos confrères de Vichy et d'ailleurs puissent conduire leurs diabétiques.

L'arme, disons-le, aurait pu s'émousser, comme cela arrive si souvent en thérapeutique, mais très heureusement il n'en fut rien.

Et combien y en eut-il parmi ces 14 diabétiques qui se trouvèrent bien du fer?... 4 ou environ les 2/7, ce qui est juste la proportion des chlorotiques que ce métal guérit ou améliore, ou des sensibilités fer par rapport à toutes les autres.

Que s'il pouvait rester un doute sur le rôle joué par le métal, quand les malades le prirent concurremment avec des eaux alcalines, ce doute ne saurait tenir devant ce fait qu'il fut non moins souvent administré tout seul.

D'ailleurs rien de plus facile ici pour tout sceptique de bonne foi que de se faire une conviction. Il lui suffira, en effet, de donner le fer tout seul à un diabétique ayant tiré un bénéfice réel d'une source alcalisée ferrugineuse, comme celle de Lardy, par exemple, et d'observer si les résultats sont bien les mêmes.

Si à ces 11 observations nous ajoutons les trois cas sommaires qui nous furent communiqués par le Dr Gaudin, comment ne serions-nous pas autorisé à conclure qu'il est permis de concevoir les plus grandes espérances de l'intervention des métaux dans le traitement du diabète? Qui pourrait nous contester le droit d'avoir appliqué à cette affection les mêmes inductions et la même formule thérapeutiques qu'aux névroses, inductions et formule que nous pouvons condenser en ces termes:

Une glycosurie étant donnée, trouver par la métalloscopie un métal qui rétablisse la sensibilité et les forces musculaires toujours plus ou moins atteintes chez les diabétiques, et administrer ce métal sous une forme appropriée, soit seul, soit associé à la médication alcaline, en ayant soin de l'interrompre de temps en temps, afin de ne point user ses effets, et de ne pas trop engager l'avenir en élevant démesurément les doses.

Est-ce à dire que la métallothérapie ait la prétention de guérir le diabète et de donner tort à ces décevantes paroles de Cullen « *que le diabète ne se guérit pas* », qui ont trouvé tant d'écho parmi les médecins qui n'ont point confondu cette affection avec la simple polyurie?

Nous devons à la vérité de dire que, pour nous, quoique l'on fasse, on ne guérit pas plus le diabète, dans le vrai sens du mot *guérir*, que l'on ne guérit l'hystérie, la scrofule, la goutte, la dartre, le cancer, etc., etc.; que sur 100 guérisons de glycosuriques citées de bonne foi, 99, si ce n'est 100, n'étaient qu'apparentes, que le sucre n'aurait point tardé à reparaître et à obliger de reprendre le traitement si entre temps la diathèse n'avait subi une transformation, tout en restant la même au fond, ou si la mort ne fût survenue par une affection intercurrente. Mais par contre, hâtons-nous de le dire, nous avons acquis la conviction profonde que le diabète est, entre toutes les maladies diathésiques, l'affection que l'on peut enrayer le plus sûrement par un traitement approprié dont la métallothérapie fera les principaux frais.

Ce que nous venons de dire pour le diabète s'applique, cela va de soi, au traitement de la CHLOROSE et de l'ANÉMIE et de tous les troubles nerveux, circulatoires et gastriques qui s'y rattachent, par les mêmes eaux, et l'on peut dire de ces affections que très certainement elles ne guérissent que quand les malades y trouvent encore le représentant de leur sensibilité métallique. Quant à la plupart des autres maladies qui se traitent également à Vichy, telles que celles du foie, par exemple, nul doute aussi pour nous que les malades qui en sont porteurs n'eussent le même avantage que les diabétiques à y user d'eaux alcalines ferrugineuses, zinciques, cuivreuses, etc., toujours suivant les individus et point suivant les cas ; mais, nous en devons faire l'aveu, nous n'eûmes point le temps d'acquérir à cet égard aucune expérience personnelle de quelque valeur.

La cachexie, dite *alcaline*, ne mérite point assurément tout le sombre tableau qu'en ont tracé certains auteurs, Trousseau et Magendie entre autres, mais on l'observe à Vichy, plus ou moins, malgré les dénégations contraires. Tout proche de nous, voici comment s'est exprimé à son égard le Dr Hirtz, de regrettable mémoire :

« L'observation clinique, conforme aux données de la chimie, a montré maintes fois les déplorables effets de l'abus des alcalins. Cet abus n'a jamais été porté plus loin que de nos jours. Non seulement le champ de leur administration, sous l'influence de certaines théories chimiques, a été élargi outre mesure, mais la tendance aux hautes doses et à l'emploi indéfini a été poussé à l'extrême. Beaucoup de malades, au lieu de se contenter d'un effet salutaire, mais limité, produit par les eaux de Vichy ou de Carlsbad, ont compromis leur santé en s'ingurgitant des quantités fabuleuses de liquides alcalins et donné naissance à une nouvelle maladie connue sous le nom de *cachexie alcaline*.

« La bouffisure, l'amaigrissement, la prostration des forces et, chez quelques-uns, un état scorbutique et des hypostases pulmonaires, sont les caractères principaux de cette cachexie. Il faut espérer que l'appel fait à la modération par d'éminents physiologistes (Magendie) et par d'illustres cliniciens (Trousseau) finira par être entendu. » (Hirtz, art. ALCALINS, *Dict. de Jaccoud*, p. 596.)

Durand (de Lunel), que nous avons déjà cité, sans aller aussi loin que Magendie et Trousseau, dit : « Si les alcalins ont un pouvoir excitant, sans doute utile quelquefois dans le traitement thermo-minéral de Vichy, comme le veut l'école de Prunelle dans les engorgements passifs, ils ont aussi un pouvoir altérant ou chimique qui, pour être reconstituant à l'égard de quelques composants du sérum du sang, n'en est pas moins un pouvoir fluidifiant et dissolvant. Or celui-ci, s'il devient exagéré par l'effet de l'administration excessivement prolongée des eaux minérales, ou par celui de l'emploi intempestif de sources peu toniques (contenant fer ou arsenic) peut conduire à cette dépression générale de l'économie que l'on a appelée la *cachexie alcaline*. » Et cet auteur, nous devançant, ajoute fort judicieusement : « que les eaux de Vichy ont pour *correctif* (sic) le fer, l'arsenic et le manganèse qui se trouvent dans nombre d'entre elles en quantité suffisante pour combattre et pallier les débilités qui peuvent résulter de leur pouvoir altérant et pour leur imprimer des vertus toniques et reconstituantes... »

La prostration des forces, de l'agitation, de l'insomnie, des troubles nerveux divers, le sentiment d'une sorte de plénitude, parfois même un état fébrile et la perte d'appétit, tels sont les premiers signes par lesquels se manifeste cette cachexie.

Elle semble de règle chez les gros buveurs porteurs d'une sensibilité métallique, zinc, cuivre, or, etc., c'est-à-dire autre que celle qui a son représentant dans les diverses sources de cette station. Si quelques-uns y échappent, c'est le plus souvent parce que le médecin traitant a eu soin de les soumettre concurremment à une sorte d'entraînement au moyen de promenades, d'excursions incessantes, de la gymnastique proprement dite même, et surtout à l'hydrothérapie introduite à Vichy par le Dr Jardet, qui en cela fut la providence de ses confrères aussi bien que des malades.

Elle est très rare, au contraire, chez les malades qui ont pu boire impunément en certaine abondance aux sources ferrugineuses, par cette bonne raison, — nous nous en sommes assuré pour un certain nombre, — qu'ils étaient doués de la sensibilité fer, laquelle est, nous l'avons déjà dit, par rapport à toutes les autres, au point de vue de sa fréquence, dans la proportion de 1 à 4 ou de 3 1/2.

Cela explique pourquoi il est de règle à Vichy de diriger tous les malades indistinctement vers la source Lardy dans la dernière semaine de leur cure, et d'y faire ainsi de la métallothérapie inconsciente, mais de la *mauvaise* 70 à 75 fois sur 100, quoi qu'en disent les chimiâtres de bonne foi, ou les nombreux intéressés à grossir la proportion des succès du fer dans tout ce qui touche à la chloro-anémie.

Quant aux autres malades, à part quelques améliorations passagères, dues surtout au changement d'air et de régime, aux distractions, à la gymnastique naturelle par de nombreuses promenades, aux pratiques balnéothérapiques que nous venons de dire, ils s'en retournent généralement comme ils étaient venus, si ce n'est pire, « *marchant plus ou moins à quatre pattes* » suivant l'expression familière du capitaine de S. ., et avec cette promesse, qui vaut juste certain billet fameux, qu'ils trouveront chez eux plus tard le bénéfice dans ce qu'on est convenu d'appeler *les effets consécutifs*, effets qui, pour nous, ne sont autres trop souvent que le retour naturel des malades vers l'état de santé relative qu'ils avaient avant que d'aller demander très intempestivement aux eaux alcalines ce qui leur manquait.

Nous n'avons point la prétention d'imposer notre manière de voir à personne, mais ce que nous pouvons dire, c'est que les faits sur lesquels nous avons fondé nos conclusions sont de la plus scrupuleuse exactitude.

TABLE DES MATIÈRES.